センシビリティBOOKS

血液肥満をスッキリ解消！

中性脂肪を減らすおいしい食べ物

管理栄養士
水野文夫［監修］

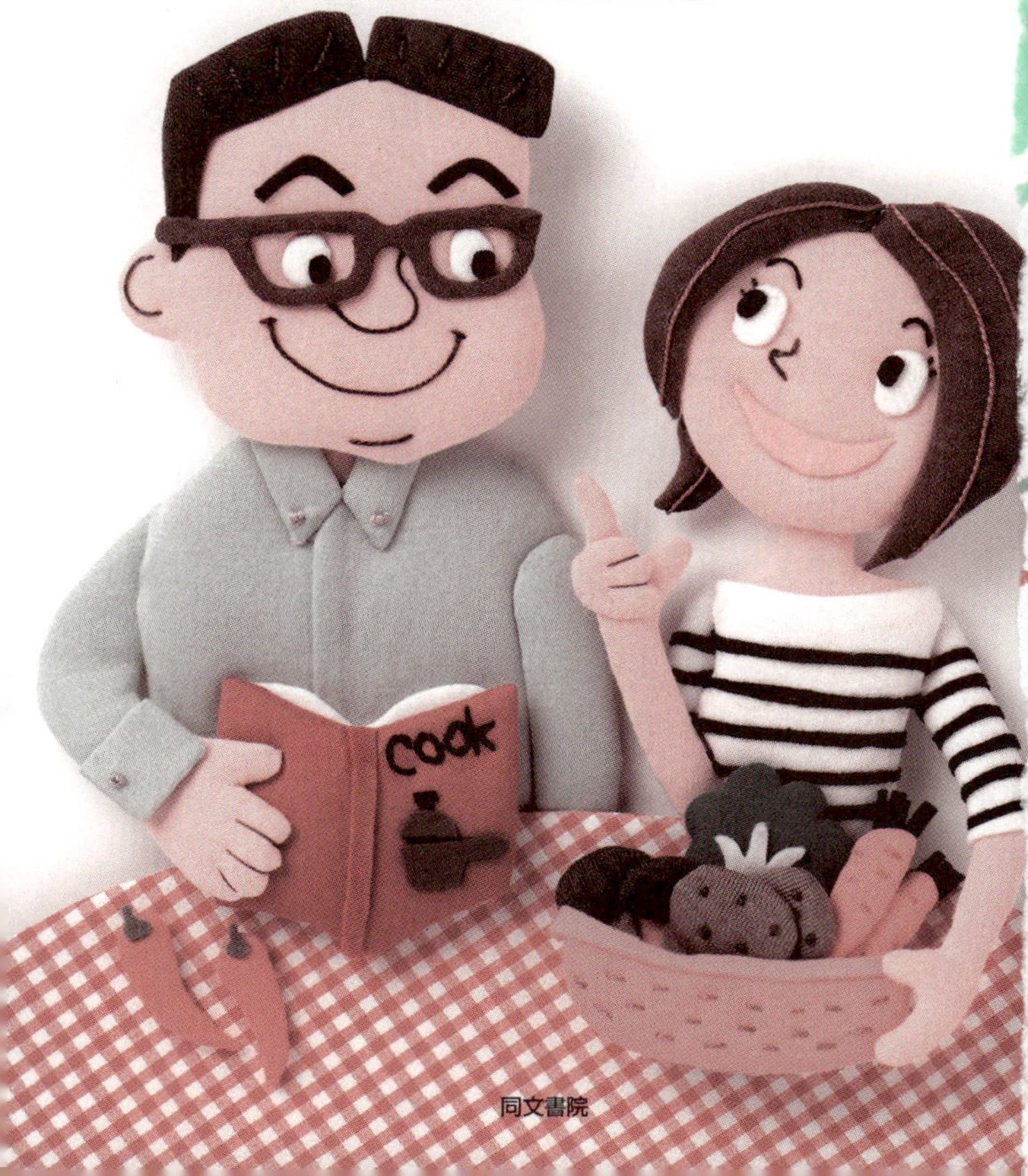

同文書院

はじめに

日本人の死因は、がん、心疾患、脳血管疾患で上位3位までを占めています。これらの三大疾病で、約60%の人が亡くなっていますが、その誘因は日常の食習慣、運動習慣、喫煙、飲酒など生活習慣のゆがみと考えられています。

なかでも食生活がポイントとなりますが、厚生労働省「平成17年国民健康・栄養調査」の結果を見ると、「脂肪からのエネルギー摂取割合」は、20歳以上で、適正値の上限（25%）を超えている人が46・9%ということがわかります。そして、40~60歳男性の3割以上が食事摂取量の過剰、運動不足からくる肥満に該当しています。

食生活の欧米化などにより、脂肪・エネルギーの摂取量が多くなっており、これらは血液中の脂肪を増加させ、さまざまな疾患のもととなる動脈硬化の要因となっていくのです。

また近年、注目されているものに「メタボリック・シンドローム」があります。これは、内臓脂肪蓄積肥満に、高血糖、高血圧、脂質異常症（高脂血症、高LDLコレステロール、低HDLコレステロールまたは高中性脂肪血症）などのリスク（危険因子）が多く重なることにより、心筋梗塞、脳梗塞などの発症率が高くなるというものです。

本書では、これらを予防する「中性脂肪を減らす方法」について、食品の選び方、食事のとり方（レシピ）、運動の方法を中心にまとめてみました。この本を読まれるみなさまにとって、少しでも参考になり、お役に立てていただければ幸いです。

監修　水野文夫

Contents

Contents

Contents

Contents

Staff

レシピ作成　山邊 志都子(管理栄養士)
松永 幹子(管理栄養士)
宮崎 友子(管理栄養士)
藤田 博行(管理栄養士)
米原 陽子(管理栄養士)

文　野口 久美子(Gowing!)

カバー立体イラスト　楠 裕紀子

カバー撮影　溝口 清秀(千代田スタジオ)

本文イラスト　九重 加奈子

装丁・本文デザイン　清原 一隆

編集担当　篠原 要子

第1章

中性脂肪の基礎知識

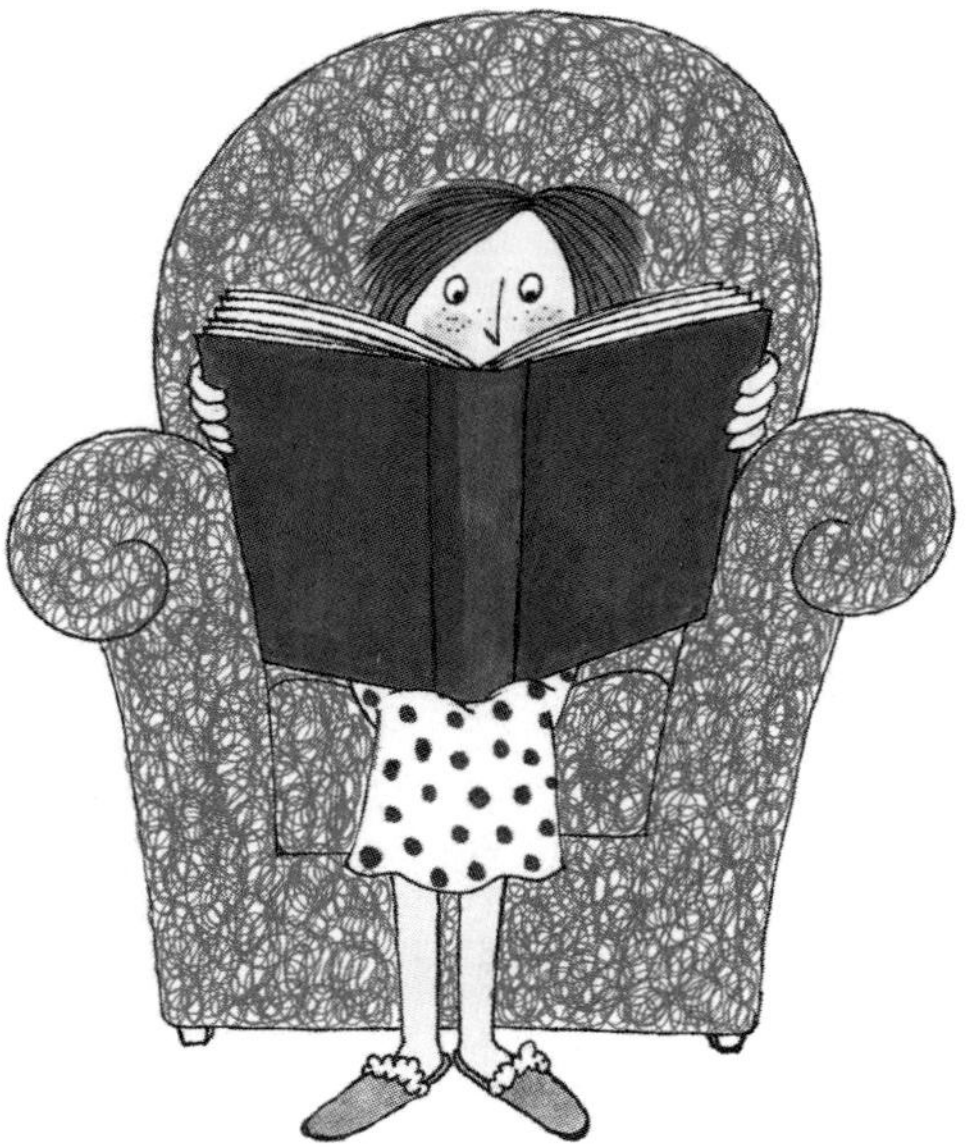

「肥満」の意味を知っていますか？

肥満＝体重が重いことではない

「肥満」とは、単に外見的に太っていて体重が重いことではありません。医学的な意味での肥満とは、体内に脂肪が過剰にたまった状態のこと。体に占める脂肪の割合を「体脂肪率」といい、肥満しているかどうかは体脂肪率の高さで判断されます。

たとえばスポーツ選手などは、体重が重くても体脂肪率は低いため、肥満とはみなされません。反対に、見た目がやせていても体脂肪率が高ければ、医学的には「肥満している」ということになります。

体脂肪はどこにたまる？

肥満のおもな原因は食べ過ぎです。食事からとるエネルギーが活動で消費するエネルギーより多かった場合、余ったエネルギーが脂肪として蓄えられてしまうのです。この脂肪の正体が「中性脂肪」。中性脂肪は皮下や内臓の周りにある脂肪組織のほか、血液の中や肝臓にも蓄えられます。

体脂肪率とは

体脂肪率（%）＝
体脂肪量（kg）÷体重（kg）×100

体脂肪率（%）による肥満判定（成人）

	男性	女性
やせ	15未満	20未満
普通	15以上～20未満	20以上～25未満
やや肥満	20以上～25未満	25以上～30未満
肥満	25以上	30以上

※家庭用の体脂肪計で測定する場合、メーカーによって体脂肪率の基準値等が異なることがあります。
※家庭用の体脂肪計で測定する場合、体調や測定する時間、方法によって数値が微妙に変化します。

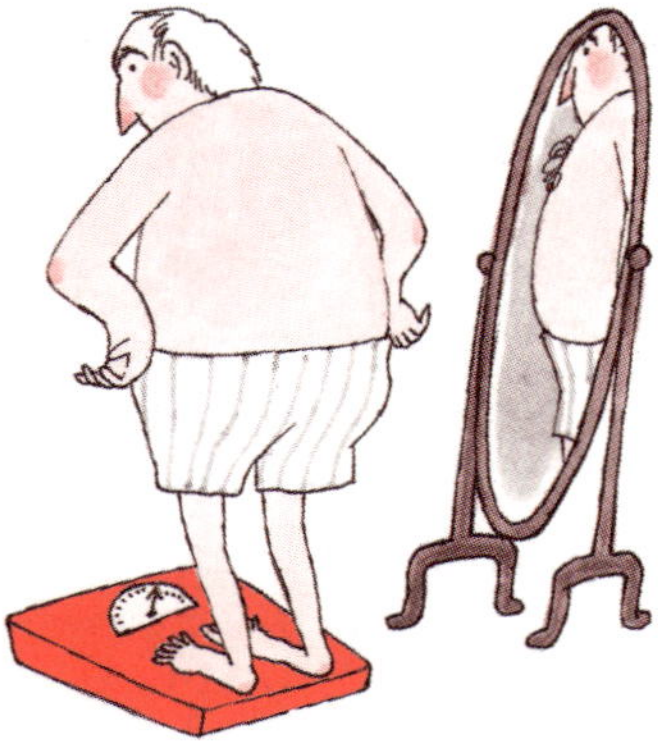

BMI値で簡単に肥満度を判定しよう

身長と体重から肥満度を計算

体脂肪率を正しく測ることができない場合、肥満度を判定する目安としてよく使われているものに、「BMI（ボディ・マス・インデックス／体格指数）」と呼ばれる値があります。次ページのような一定の計算式に身長と体重を当てはめて指数を割り出すもので、BMI指数22が「標準体重」、25以上が「肥満」、18・5未満が「やせぎみ」とされています。

標準体重はあくまで目安

BMI指数22の体重が標準とされているのは、その体格がもっとも病気にかかりにくいことがわかっているから。つまり、BMI値を参考に自分の肥満度を知ることは、健康維持にも役立つということです。

ただし、標準体重はあくまで目安であることを忘れずに。身長・体重が同じであっても、筋肉の量や骨格によって肥満度が変わってくるからです。

ＢＭＩ指数の求め方

BMI＝体重（kg）÷〔身長（m）×身長（m）〕

［例］身長155cm、体重50kgの場合
50÷（1.55×1.55）＝20.8
BMI指数20.8＝普通

判定	ＢＭＩ値
やせぎみ	18.5未満
普通	18.5以上25未満
肥満	25以上

標準体重の求め方
（BMI指数を求める計算式の応用）

標準体重（kg）＝
身長（m）×身長（m）×22

［例］身長160cmの場合
1.6×1.6×22＝56.32
標準体重＝56.32kg

体に脂肪がたまるしくみ

中性脂肪の正体

中性脂肪は、グリセリンに脂肪酸が結合してできた物質（グリセリン、脂肪酸はともに脂質の一種）。中性脂肪と呼ばれるのは、グリセリンに結合することで脂肪酸の酸性が失われ、中性になるためです。結合する脂肪酸の数によって3種類に分類されますが、そのうち2種類は体内にわずかしか存在しないため、通常、中性脂肪といえば、グリセリンに3個の脂肪酸が結びついた「トリグリセライド」のことをさします。

飢えに強い体質が肥満を招く

余分なエネルギーを脂肪として体にためこむのは、人間の体に備わったメカニズム。たくさんのエネルギーを使う激しい運動をしたり、食事をとらない日があったりしてもすぐ命に関わるようなことにならないのは、非常時に備えておいた中性脂肪をエネルギーとして使うことができるからです。こうした体の働きは、本来、食物が手に入りにくい環境の中で生き抜いていくためのもの。豊かな生活の中では、肥満を招く原因となっています。

脂質や糖質のとり過ぎが肥満のもと

油脂や肉の脂身など、食物に含まれる脂質のほとんどは中性脂肪です。食物からとった中性脂肪は、まず十二指腸で胆汁と混ざり合って細かく分解されます。その後、膵臓から分泌される酵素によって消化され、小腸から血液中に吸収されます。血液の流れに乗って体の各部に運ばれた中性脂肪は、「リポたんぱくリパーゼ」という酵素によって分解され、エネルギーとして使われます。使い切れなかった分は再び中性脂肪に合成され、皮下や内臓の周りなどにある脂肪組織（脂肪細胞）に蓄えられます。

また、体にたまる中性脂肪のもとになるのは食品の脂肪だけではありません。エネルギーとして使い切れずに余った糖質などをもとに、肝臓でも中性脂肪の合成が行われています。肥満を防ぐためには、脂肪のとり過ぎだけでなく、ごはんやパンなどの主食やアルコール、甘いものなど、糖質を多く含むものの食べ過ぎにも気をつける必要があります。

見える肥満と見えない肥満

肥満にはふたつのタイプがある

肥満には、大きく分けてふたつのタイプがあります。ひとつめが「皮下脂肪型肥満」。腹部や腰、お尻、太ももなどに皮下脂肪がつくタイプで、外見からも肥満していることがわかります。上半身よりも下半身に脂肪がつき、ぽっちゃりして見えることから「洋梨型肥満」とも呼ばれます。

もうひとつが「内臓脂肪型肥満」。肝臓や腸といった臓器の周りに脂肪がつくタイプで、外見的にはそれほど太っていない人にもよく見られます。おもに上半身に脂肪がつく場合が多いことから、「りんご型肥満」とも呼ばれます。皮下脂肪型肥満は女性、内臓脂肪型肥満は中高年男性に多く見られるタイプです。

「血液肥満」にも要注意

とくに注意したいのは、本人に「肥満している」という自覚がないことも多い内臓脂肪型肥満です。体に脂肪がたまるということは、脂肪組織だけでなく血液中の脂質も多くなっているということ。つまり、血液も肥満しているのです。

こうした「血液肥満」の問題点は、気づかないまま放置されるケースが多いことです。皮下脂肪型肥満のように外見には現れなくても、体に与える影響は深刻。進行すると脂質異常症や動脈硬化、糖尿病など、さまざまな生活習慣病を引き起こす原因となるからです。一見スマートな体型だからといって、油断は禁物。健康を維持するためには、ふだんから自分の肥満度を知り、血液肥満の予防・改善を心がけましょう。

肥満のふたつのタイプ

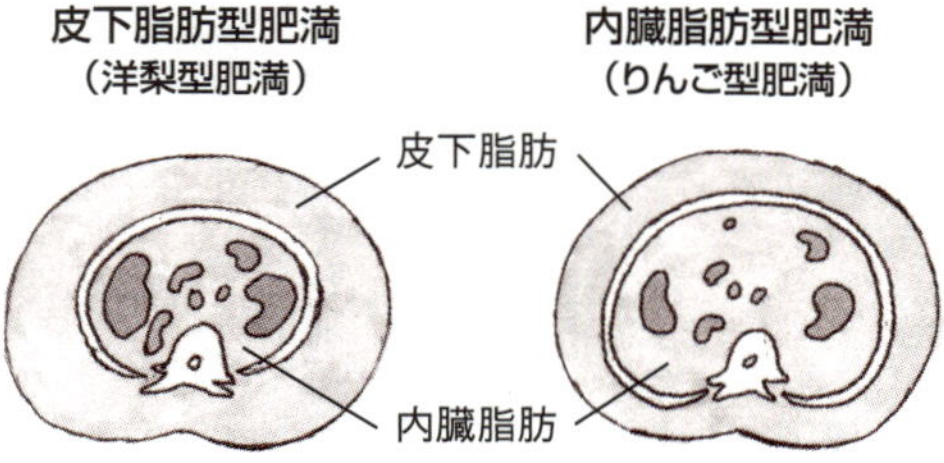

ウエストサイズでチェック！

ウエストサイズが…

男性85cm以上
女性90cm以上 } 要注意！

※内臓脂肪型肥満の可能性が。

人間の体に含まれる4種類の脂質

血液には脂質が含まれている

血液を試験管などに入れてしばらく放置しておくと、黄色がかった液体の部分と、下にたまって固まる赤色の部分とに分かれます。液体の部分を「血清」といい、たんぱく質やビタミン、糖質などのほか、脂質も溶け込んでいます。脂質にはいろいろな種類がありますが、血清に含まれているのは、中性脂肪、コレステロール、リン脂質、遊離脂肪酸の4種類です。

健康な状態の血液の中にはつねにある程度の量の脂質が含まれていますが、なんらかの原因で、中性脂肪やコレステロールの割合が異常に増えてしまうことがあります。この状態が「血液肥満」です。血液肥満に自覚症状はありませんが、進行すると脂質異常症などさまざまな生活習慣病を引き起こす可能性があることが問題。深刻な病気を防ぐためには、早い段階で血液肥満に気づき、適切な方法で「血液ダイエット」をはじめることが大切です。

4種類の脂質の働き

・中性脂肪

食物からとるほか、肝臓でも合成されます。皮下や内臓の周りに多くある脂肪組織や肝臓に蓄えられ、糖質が不足した際のエネルギー源になります。

・コレステロール

食物からとるほか、肝臓などでも合成されます。細胞膜、各種ホルモン、胆汁酸などの材料になります。

・リン脂質

グリセリンにふたつの脂肪酸とリン酸が結びついたもの。水と脂質の両方になじむ性質をもっており、水に溶けにくい脂質を包みこんで血液中を運ぶ役割を果たしています。細胞膜の材料になったり、脂質の消化・吸収を助けたりする働きもあります。

・遊離脂肪酸

中性脂肪が分解され、血液中に放出された成分。脂肪組織に蓄えられた中性脂肪は、そのままの形ではエネルギーとして使えないため、遊離脂肪酸に分解されてから体中の細胞へ送られます。使い切れずに余った遊離脂肪酸は、肝臓で再び中性脂肪に合成され、脂肪組織に蓄えられます。

中性脂肪の役割

中性脂肪のさまざまな働き

増え過ぎると健康に害を及ぼす中性脂肪ですが、本来、人間の体になくてはならないもの。中性脂肪には、3つの大切な役割があります。

ひとつめが体温の維持。皮下脂肪には、寒い環境の中で体から熱が奪われるのを防ぐ「断熱材」の働きがあり、体温を一定に保つのに役立っています。ふたつめが内臓の保護。各種の臓器を外部の衝撃や圧力から守るほか、内臓脂肪は、臓器を一定の位置に固定する役割も果たしています。そして3つめが、非常用のエネルギー源。使い切れなかったエネルギーを中性脂肪の形で蓄えておき、体内のエネルギーが不足したときに備えているのです。

中性脂肪は効率のよいエネルギー源

食べ物に含まれる炭水化物、脂質、たんぱく質は「三大栄養素」といわれ、いずれもエネルギー源となります。ただし、エネルギーとして最初に使われるのは炭水化物。体内に蓄えられた中性脂肪が使われるのは、食事から十分な炭水化物がとれなかったり活動量が増えたりして、炭水化物のエネルギーだけでは足りなくなったときだけです。
エネルギー不足に備えた「非常食」である中性脂肪は、エネルギーを濃縮した形で蓄えているもの。そのため、エネルギー効率が高いことも特徴のひとつです。たとえば炭水化物やたんぱく質のエネルギーは、1g当たり4キロカロリー。これに対して中性脂肪は1g当たり9キロカロリーと、エネルギー量が2倍以上になっています。

中性脂肪の働き

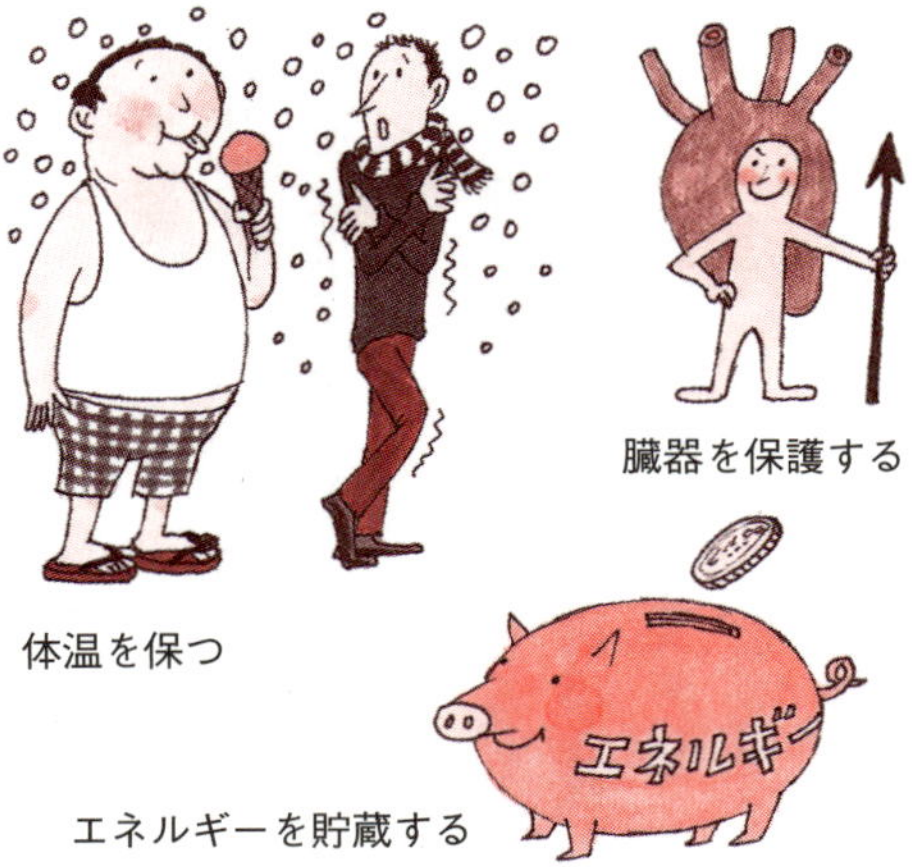

コレステロールの役割

コレステロールとは？

　コレステロールは、動物の体に含まれる脂質の一種です。血液のほか、脳や脊髄、肝臓などの臓器、筋肉、皮膚などにも存在しています。コレステロールは食物から摂取するほか、体内でも作られています。1日に必要なコレステロールの量は、約1～2g。そのうちの約70％は肝臓などで合成されるため、食物からとらなければならないのは、必要量の約30％に当たる300～600㎎程度です。

　人間の体には、体内のコレステロール量を一定に保つしくみが備わっています。たとえばコレステロールをとり過ぎると体内で作られる量が減り、同時に余分なコレステロールが肝臓から胆汁として排出されます。反対に、食物からとるコレステロールが少ないと、体内で合成される量が増えるのです。こうした機能があるにもかかわらず体内のコレステロール量が増えてしまうのは、慢性的にコレステロールの摂取量が多かったり、病気などが原因で肝臓の調整機能がうまく働かなかったりするためです。

コレステロールの3つの働き

コレステロールには、健康に害をおよぼす悪いイメージがありますが、実は人間の体にとってなくてはならないもの。おもな役割は、次の3つです。

①細胞膜の構成成分になる

複雑な機能を備えた細胞膜を正常な状態に保ち、ウイルスや化学物質などの異物の侵入を食い止めます。

②ステロイドホルモンの材料になる

ステロイドホルモンには、たんぱく質や糖質の代謝を助けたり炎症を抑えたりする副腎皮質ホルモンや、生殖腺から分泌される男性ホルモン・女性ホルモンといった性ホルモンなどがあり、いずれも体の機能を保つために欠かせないものです。

③胆汁酸の材料になる

胆汁酸は、消化液の一種である胆汁の主成分。おもに脂質の消化・吸収に役立つもので、排便時に一定量が体外に排出されています。排出された分の胆汁酸を補給するために新たな胆汁酸を作る際、血液中のコレステロールが使われます。

脂質が体内を移動する方法

脂質が血液に溶け込めるわけ

中性脂肪などの脂質は水に溶けません。それなのになぜ、約90％が水分である血清の中に溶け込むことができるのでしょう？

実は、中性脂肪やコレステロールは、特別な形で血液中に存在しています。水と脂質の両方になじむ性質を持つリン脂質や、たんぱく質の一種である「アポたんぱく」が、中性脂肪やコレステロールを包み込んでいるのです。この状態を「リポたんぱく」といいます。中性脂肪やコレステロールが血液中にあるときは、つねにリポたんぱくの形をとっています。

おもな4種類のリポたんぱく

血液中に存在しているリポたんぱくは、大きく4種類に分けることができます。構成成分はどれも同じですが、含まれる成分の割合や、作られる場所が違います。カイロミクロンとＶＬＤＬはおもに中性脂肪、ＬＤＬはおもにコレステロールを体の各部に運びます。反対にＨＤＬは、体の各部から余分なコレステロールを回収する役割を果たしています。

・**カイロミクロン**

小腸で作られるリポたんぱくで、食物からとった脂質を体中の組織や肝臓へ運びます。リポたんぱくの中でもっとも大きく、成分の大部分が中性脂肪です。

・**ＶＬＤＬ**

肝臓で作られるリポたんぱくで、成分の半分以上が中性脂肪。肝臓で合成された脂質を体中の組織へ運びます。「超低比重リポたんぱく」とも呼ばれます。

・**ＬＤＬ**

肝臓で作られたコレステロールを全身の組織へ運びます。成分の半分以上がコレステロール。周囲を覆っているリン脂質やアポたんぱくごと細胞に取り込まれて利用されます。「低比重リポたんぱく」とも呼ばれます。

・**ＨＤＬ**

全身の組織から余分なコレステロールを回収し、肝臓に運びます。肝臓に集められたコレステロールは、胆汁酸やホルモンの材料になります。「高比重リポたんぱく」とも呼ばれます。

善玉コレステロールと悪玉コレステロール

善玉と悪玉の違いとは

「善玉コレステロール」「悪玉コレステロール」といういい方をよく耳にします。でも実際には、コレステロール自体にふたつの種類があるわけではありません。どちらもコレステロールの成分は同じ。ただ、血液中に存在するときのリポたんぱくの形によって体内での働きや体に与える影響に違いがあるため、便宜上、「善玉」と「悪玉」に分けられているのです。

善玉・悪玉と呼ばれるわけ

一般に善玉コレステロールと呼ばれているのは、29ページで解説した4種類のリポたんぱくのうちのHDLです。HDLの働きは、全身の組織から過剰なコレステロールを集めて肝臓へ運ぶこと。さらに、動脈硬化の原因となる血管の壁に付着したコレステロールを回収する作用もあります。つまり血液中にHDLが多ければ、体内のコレステロール量が増え過ぎたり、動脈硬化が進んだりするのを防ぐことができるため、「善玉」とされているのです。

　これに対して、悪玉コレステロールと呼ばれているのが、ＬＤＬ。ＬＤＬは肝臓で作られたコレステロールを全身の組織へ運ぶ仕事をしています。ＬＤＬ自体は体に害を及ぼすものではありませんが、問題はなんらかの理由でＬＤＬが増え過ぎた場合。血液中のＬＤＬが過剰になると、血液や組織の中に必要量以上のコレステロールがたまり、動脈硬化の原因になってしまうのです。このため、ＬＤＬは「悪玉」として扱われています。

ＨＤＬとＬＤＬの働き

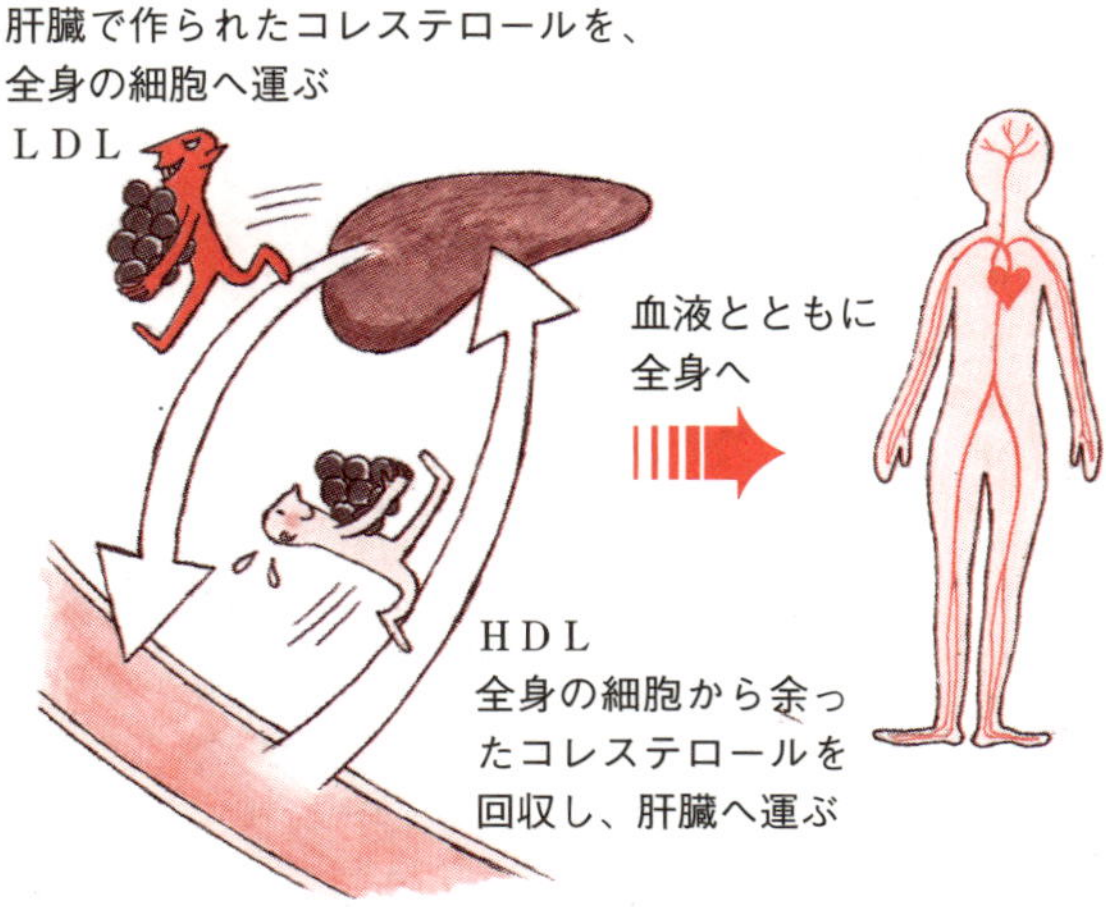
肝臓で作られたコレステロールを、
全身の細胞へ運ぶ
ＬＤＬ
血液とともに
全身へ
ＨＤＬ
全身の細胞から余ったコレステロールを
回収し、肝臓へ運ぶ

中性脂肪とコレステロールの関係

中性脂肪とHDLの量は反比例する

血液中に含まれる中性脂肪と、善玉コレステロールと呼ばれるHDLの間には、反比例の関係があります。つまり、血液中のHDLが増えると中性脂肪が減り、HDLが減ると中性脂肪が増えるのです。この現象は、リポたんぱくの一種で、おもに中性脂肪を運ぶ役割を果たしているカイロミクロン（29ページ）が分解されるしくみに関係があります。

HDLの減少にも注意

リン脂質やアポたんぱくで中性脂肪を包み込んだカイロミクロンは、血液の流れに乗って体の各部へ運ばれていきます。また、中性脂肪が分解された遊離脂肪酸のうち、体内で使い切れなかったものは肝臓に流れ込みます。肝臓ではこの遊離脂肪酸が中性脂肪に再合成され、さらに中性脂肪が豊富なVLDLとして血液中に放出されます。

こうして血液中の中性脂肪が増えると、

血管の表面に存在する「リポたんぱくリパーゼ」という消化酵素が働き、カイロミクロンやVLDLに包み込まれている中性脂肪を分解します。カイロミクロンやVLDLの残った部分は肝臓に取り込まれたりHDLの材料になったりします。

ただし、リポたんぱくリパーゼの働きが弱まるとカイロミクロンやVLDLを十分に分解することができなくなり、血液中の中性脂肪が増加します。HDLは、効率よくコレステロールを回収するため、取り込んだコレステロールの一部をVLDLやカイロミクロン中の中性脂肪と交換していますが、中性脂肪値が高いとこの交換がさかんになります。その結果、HDLの材料となるコレステロールが不足し、HDLの生産量が少なくなってしまうのです。リポたんぱくリパーゼの働きが弱まるおもな原因には、内臓脂肪型肥満、運動不足などがあります。

血液中のHDLが少なくなるとコレステロールを回収する働きが弱まり、結果的にコレステロール量が増えてしまいます。つまりHDLが減ることは、悪玉コレステロールであるLDLが増えるのと同じこと。健康のためには、中性脂肪、HDL、LDLのバランスを保つことが大切です。

中性脂肪とコレステロールの基準値

血液検査からわかること

　血液中の中性脂肪やコレステロールが増える「血液肥満」には、自覚症状がありません。血液肥満かどうかを知るためには血液検査をする必要があります。

　一般的な血液検査の項目のうち、血液肥満に関係するのは「中性脂肪値」「HDLコレステロール値」「LDLコレステロール値」の3つです。中性脂肪値とLDLコレステロール値は基準値より高い場合に要注意。反対に、HDLコレステロール値は基準値より低い場合が問題です。善玉であるHDLコレステロールが少ないと余分なコレステロールを十分に回収できないため、LDLコレステロールが多過ぎる場合と同様の影響を体におよぼすからです。

　コレステロール値は食後に調べても大きな変化はありませんが、中性脂肪値は食事の影響を強く受けます。正確な検査結果を得るためには、検査前に12時間以上の絶食が必要です。

中性脂肪とコレステロールの基準値
（血清脂肪値：空腹時採血）

総コレステロール	220mg/dL未満
中性脂肪	150mg/dL未満
HDLコレステロール	40mg/dL以上
LDLコレステロール	140mg/dL未満

（日本動脈硬化学会「動脈硬化性疾患診療ガイドライン　2002年版」）

動脈硬化を進める
LDLコレステロール値以外の危険因子

・高血圧
・たばこ
・糖尿病とその予備群（耐糖能異常）
・男性なら45歳以上、女性なら55歳以上
・心臓病を起こした家族がいる
・HDLコレステロールが少ない

（中性脂肪値は参考）

コレステロール値＋該当する危険因子

↓

動脈硬化の進行度を予測

↓

心臓病の発作を起こしたことがない人
＝一次予防
それぞれの状態に合わせて目標値を決め、LDLコレステロール値をコントロールする

心臓病の発作をおこしたことがある人
＝二次予防
LDLコレステロール値をより厳しく管理し、再発を防ぐ

（日本動脈硬化学会「動脈硬化の病気を防ぐガイドブック」）

脂質異常症（高脂血症）

どんな病気？

血液中に含まれる脂質の量が異常に多くなる病気。コレステロール値だけが高い「高ＬＤＬコレステロール血症」、中性脂肪値だけが高い「高中性脂肪血症」、コレステロール値と中性脂肪値の両方が高い「高ＬＤＬコレステロール高中性脂肪血症」の3つに分けられます。また、ＨＤＬコレステロール値が低い場合も「低ＨＤＬコレステロール血症」として治療の対象になります。

脂質異常症のいちばんの問題点は、気づかずに放置しておくと、動脈硬化（38ページ）が進んでしまうこと。動脈硬化は、心臓疾患や脳血管疾患など深刻な病気につながる可能性があるため、十分な注意が必要です。

おもな原因

一般的なのは、食べ過ぎやアルコールの飲み過ぎ、肥満、運動不足などの生活習慣です。このほかの原因として考えられるのは、おもにふたつ。ひとつめはほかの病気が原因となって脂質異常症を引き起こすものので、「続発性脂質異常症（二次性脂質異常症）」と呼ばれます。原因となる病気には、糖尿病、甲状腺機能低下症などがあります。

ふたつめは、これといった原因が見当たらないのに発病するもので、「原発性脂質異常症」と呼ばれます。原発性脂質異常症には、遺伝的素質によって起こる「家族性脂質異常症」と、原因不明の「非家族性脂質異常症（多因子性脂質異常症）」があります。

おもな症状と治療

自覚症状は、ほとんどないのが普通。ただし、ごくまれに、まぶたやひじ・ひざ、背中などに「黄色腫」と呼ばれる黄色いしこりができたり、黒目と白目の境目に白いリング状の「角膜輪」が現れたりすることもあります。

肥満や生活習慣が原因である場合は、食習慣の改善や運動療法などが治療の中心になります。これらの効果が見られない場合や症状が進んでいる場合は、薬物療法を行うこともあります。同じ脂質異常症でもタイプによって治療法が異なるので、まずは血液検査を受けて自分がどのタイプかを知り、正しく対処することが大切です。

動脈硬化

どんな病気?

心臓から体の各部へ血液を送る動脈の壁が厚くなって弾力を失い、もろくなる病気です。動脈硬化が進むと血管の内壁が盛り上がって血流が悪くなります。そのため、組織に十分な酸素や栄養が行きわたらなくなり、さまざまな病気を引き起こします。

動脈硬化は「粥状《じゅくじょう》動脈硬化」「中膜硬化」「細動脈硬化」の3つに分けられますが、単に動脈硬化といった場合は粥状動脈硬化をさすのが普通です。

粥状動脈硬化は、傷ついた血管の内壁(内皮細胞)にLDL(悪玉コレステロール)が侵入し、お粥のようにドロドロした状態のこぶ(粥腫)を作る病気です。このこぶが、血液の流れを妨げたり、血管をもろくしたりする原因になります。

おもな原因

動脈硬化は老化現象のひとつ。ある程度の年齢になればたいていの人に見られるものですが、血液肥満によって発症や進行を早めてしまうことがあります。血液肥満、とくにＬＤＬが増えると活性酸素（人間の体内で発生する酸化力の強い酸素）によってＬＤＬの酸化が進み、「変性ＬＤＬ」という物質に変化します。この変性ＬＤＬは、血管の内壁を刺激して傷つけ、動脈硬化を引き起こす原因のひとつになります。

血液肥満のほか、高血圧や糖尿病といった疾患や喫煙、肥満、運動不足、ストレスなども動脈硬化を招くもと。動脈硬化は、何かひとつの原因によるものではなく、さまざまな要因が重なりあうことによって発症・進行していきます。

おもな症状と治療

動脈硬化は、初期段階ではほとんど自覚症状がありません。肩こり、頭痛、胸の痛みなどの症状が出るころには、症状がある程度進んでしまっています。動脈硬化の問題点は、気づかないうちに進行し、虚血性心疾患や脳血管疾患など、命に関わる病気を引き起こす可能性があることです。

治療の基本は運動療法と食事療法。症状が進んでいる場合は、薬による治療や手術が必要になることもあります。

血液肥満と関係の深い病気3

虚血性心疾患（狭心症・心筋梗塞）

どんな病気？

狭心症や心筋梗塞など、心臓への血流が滞ることによって起こる病気を「虚血性心疾患」といいます。心臓を拍動させる筋肉（心筋）は、心臓を取り囲む「冠動脈」という血管から酸素や栄養を得ています。この冠動脈の血流が滞り、心筋に十分な血液が送られなくなるために起こるのが「狭心症」です。これに対して、冠動脈が詰まって心臓への血流が完全にストップし、心筋の組織の一部が死んでしまうのが「心筋梗塞」です。心筋梗塞の場合、壊死を起こした場所と程度によっては、命に関わることもあります。

おもな原因

狭心症や心筋梗塞は、動脈硬化によって引き起こされる病気の代表です。心筋への血流が悪くなって狭心症になるのは、冠動脈に動脈硬化が起こるため。動脈硬化が進むと、血管内に血栓（血のかたまり）ができやすくなります。血栓によって血管が詰まると血流が完全に止まってしまい、心筋梗塞を引き起こすことになります。

おもな症状と治療

狭心症では、胸全体に締めつけられるような痛みが走ったり、圧迫されるような胸苦しさを感じたりする発作が起こります。胸ではなく、首、肩、腕などに痛みを感じることもあります。痛みの程度には個人差があり、軽い場合は気づかないことも。痛みが続くのは1～2分で、長くても5～10分程度でおさまります。体を動かしたとき、またはその直後に起こる「労作性狭心症」と、夜中から明け方にかけての睡眠中に起こりやすい「安静時狭心症」の2種類に分けられます。狭心症の発作が命に関わることはほとんどないので、発作が起きたら安静にして痛みがおさまるのを待ちます。病院では、血行改善作用のあるニトログリセリンの舌下錠などが処方されます。

心筋梗塞の場合、胸全体が強く痛む発作が起こり、痛みが30分以上続きます。命に関わる病気なので、発作が起こったらすぐに救急車を呼んで病院へ。ニトログリセリンなどの薬は、ほとんど効果がありません。

高血圧症

どんな病気?

血圧とは、血液が流れるときに血管にかかる圧力のこと。心臓が収縮したときの「収縮期血圧（最大血圧）」と、心臓が拡張したときの「拡張期血圧（最小血圧）」のふたつの値で表され、どちらか一方でも基準値より高ければ高血圧症と診断されます。

高血圧症は動脈硬化を進行させるほか、虚血性心疾患や脳血管疾患などを引き起こす原因にもなります。

おもな原因

高血圧症の約10%は腎臓病などの病気がもとになって起こる「二次性高血圧症（症候性高血圧症）」ですが、残りの90%は、原因となる病気が見つからない「本態性高血圧症」と呼ばれるもの。遺伝的な体質のほか、食塩のとり過ぎ、運動不足、肥満、喫煙などの要因が重なりあって発症すると考えられています。血液肥満も、高血圧を引き起こす原因のひとつです。

人間の血液は、もともと粘度の高い液体。血液肥満が進んでいるとさらに粘度が高まります。その結果、ドロドロした血液を送りだすために心臓がより強く収縮・拡張することになり、血圧が上昇していきます。また、血管にかかる圧力が高まることによって内壁が傷つきやすくなり、動脈硬化の原因にもなります。そして動脈硬化が起こって血管が狭くなればさらに血圧が高くなる……、という悪循環に陥ってしまうのです。

おもな症状と治療

高血圧症にはこれといった自覚症状がないため、病気に気づかないまま放置し、症状が進んでしまうことがあります。ある程度の年齢になったら定期的に血圧を測り、正常値より高かった場合は、放置せずに医師の診察を受けましょう。

成人における血圧の分類

分類	収縮期血圧（mmHg）		拡張期血圧（mmHg）
至適血圧	<120	かつ	<80
正常血圧	<130	かつ	<85
正常高値血圧	130-139	または	85-89
軽症高血圧	140-159	または	90-99
中等症高血圧	160-179	または	100-109
重症高血圧	≧180	または	≧110
収縮期高血圧	≧140	かつ	<90

（日本高血圧学会「高血圧治療ガイドライン 2004年版」）

脳血管疾患（脳出血・脳梗塞）

どんな病気？

脳出血や脳梗塞など、脳の血管に異常が起こることによって発症する病気を「脳血管疾患（脳卒中）」といいます。脳出血とは、脳の血管が破れて出血すること。脳の中の血管が破れる「脳内出血」と、脳の周囲の血管が破れる「くも膜下出血」があります。脳梗塞とは、脳の血管が詰まって血流が止まり、脳の組織の一部が死んでしまうこと。脳の動脈にできた血栓によって血管が詰まる「脳血栓」と、ほかの部分でできた血栓が脳の血管に流れ込んで血管を詰まらせる「脳塞栓」に分けられます。

いずれも命に関わることがある深刻な病気で、発作の後、身体機能や言語機能に障害が残ることも少なくありません。

おもな原因

高血圧をはじめ、動脈硬化、脂質異常症など、血管に負担をかける病気から引き起こされることがほとんど。血液肥満が進んでいる人のうち、とくに「悪玉コレステロール」であるLDLの値が高い人は要注意です。脳血管疾患を招く病気を防ぐため、日ごろから脂質や食塩のとり過ぎに注意し、喫煙や過度の飲酒を避けるようにしましょう。

おもな症状と治療

脳出血が起こると、顔が紅潮して激しい頭痛や嘔吐などの発作にみまわれます。意識を失って昏睡状態に陥ったり、脳内出血の場合は半身まひが起こることもあります。

脳塞栓では、突然、手足のまひやけいれん、意識障害などの発作が起こります。脳血栓の症状は脳塞栓によく似ていますが、大きな発作が起こる前に、前兆となる症状が見られることもあります。脳血栓の前兆は「一過性脳虚血性発作」と呼ばれ、おもな症状は、頭痛、めまい、耳鳴り、目のかすみ、言葉のもつれ、手足のしびれなど。数分～数時間でおさまりますが、こうした症状を見逃さず、すぐに医師の診察を受けることが大切です。

脳血栓以外の発作は何の前触れもなく、突然起こることがほとんど。発作を起こしたらすぐに救急車を呼び、専門医の治療を受けましょう。

血液肥満と関係の深い病気6

脂肪肝

どんな病気?

肝臓の細胞内に、脂肪、とくに中性脂肪が異常にたまった状態が「脂肪肝」です。もともと肝臓には、肝臓の重さの数%の中性脂肪が蓄えられていますが、脂肪肝になると、この割合が10%以上にもなります。

肝臓には、消化酵素の製造、栄養素の代謝、体内の老廃物の処理など、さまざまな働きがあります。脂肪肝になるとこうした肝臓の働きが鈍くなるため、体に悪影響を及ぼすことになります。また、脂肪肝に気づかないまま放置しておくと、慢性肝炎などの肝臓障害を引き起こすことも。さらにいろいろな肝臓障害が重なって、肝臓がんのもとになる肝硬変など深刻な病気につながる可能性もあります。

おもな原因

脂肪肝の原因として一般的なのは、肥満や食べ過ぎ、飲み過ぎ、運動不足、炭水化物のとり過ぎなど。血液中に中性脂肪やコレステロールが多く含まれている血液肥満の場合も、脂肪肝になるリスクは高くなります。

飲み過ぎが原因のひとつになるのは、体内でアルコールが糖質などと結びつき、中性脂肪の合成を促進するためです。また、脂質異常症や糖尿病といった病気に伴って脂肪肝を発症することもあります。

おもな症状と治療

自覚症状はほとんどありませんが、体がだるい、疲れやすい、右上腹部が重いなどの異常を感じることもあります。ただし、これらは脂肪肝以外の肝臓病にも共通する症状なので、正しく診断するためには病院で検査を受ける必要があります。病院では、まず血液検査を行い、結果に異常が見られたら、さらにCTスキャンや腹部エコーなどの検査をして脂肪肝かどうか診断します。

脂肪肝の予防・改善に欠かせないのが、食生活に気を配ること。食べ過ぎ・飲み過ぎを避け、脂質や炭水化物のとり過ぎにも注意します。さらに日常的に運動をして、エネルギーの消費に努めます。早い時期に発見して生活習慣を改めれば、確実に症状を改善していくことができます。

血液肥満と関係の深い病気7

糖尿病

どんな病気？

糖尿病は、膵臓から分泌される「インスリン」というホルモンの作用が低下することによって糖質の代謝に異常が起こり、血糖値（血液中のブドウ糖濃度）が上昇する病気です。つねに血糖値が高い状態が続くために、脂質やたんぱく質の代謝も悪化していきます。

糖尿病には「1型」と「2型」の2種類がありますが、全体の約95％が遺伝的な要因に過食などの生活習慣が加わって発病する2型。生活習慣病として扱われる糖尿病もこちらのタイプです。

おもな原因

2型糖尿病の場合、遺伝的な要因のほか、食事や運動、ストレスなども深く関わっています。遺伝的な体質そのものを変えることはできなくても、日ごろからバランスのよい食事や運動を心がけることによって、発病を防ぐことができます。

おもな症状と治療

ある程度病気が進むと、尿の量や回数が増える、のどが渇く、甘いものが食べたくなる、体がだるいなどの症状が現れますが、初期段階ではほとんど自覚症状はありません。そのため、健康診断の血液検査の結果から病気に気づくケースが多いようです。

糖尿病は全身の血管に大きな影響を及ぼし、さまざまな合併症を引き起こします。中でも「三大合併症」といわれる「網膜症」「神経障害」「腎症」には注意が必要です。

また、糖尿病によって中性脂肪値が上昇することも。もともと中性脂肪値の高い人が糖尿病を発病すると、血液肥満も進行して、血管にかかる負担がさらに大きくなります。そのため、動脈硬化や虚血性心疾患、脳血管疾患などの合併症を発症するリスクも高まってしまいます。

糖尿病の診断基準

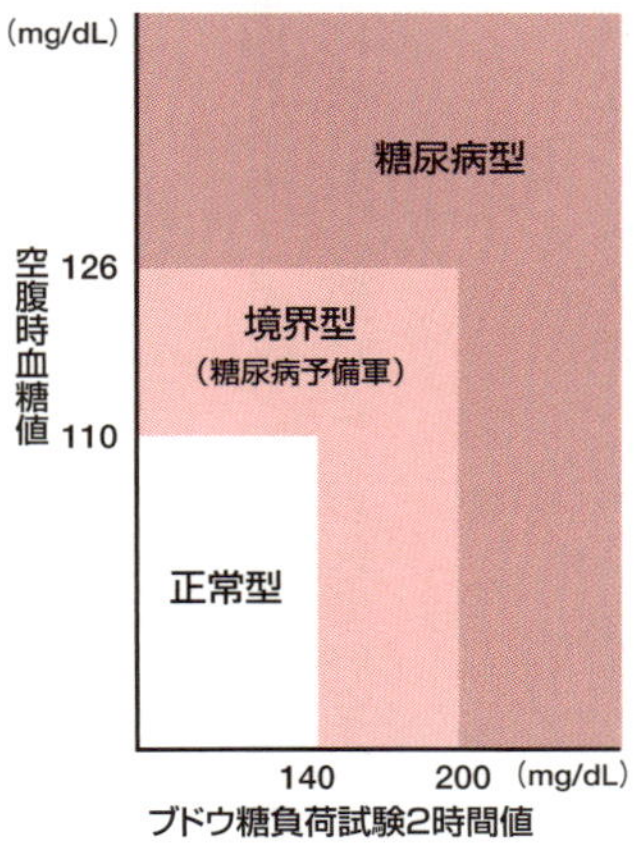

(日本糖尿病学会)

血液肥満と関係の深い病気8

急性膵炎

どんな病気?

膵臓は胃の後ろにある細長い臓器で、消化液やホルモンを分泌しています。急性膵炎は、膵臓で作られた消化液によって、膵臓そのものが消化されてしまう病気です。

おもな原因

発症のメカニズムは、まだはっきりわかっていません。ただし、中性脂肪値が高い人に急性膵炎が多く見られることはたしか。中性脂肪値が1000mg/dL以上の場合は、とくに注意が必要だといわれています。

おもな症状と治療

お酒をたくさん飲んだり脂肪分の多い食事をとったりした後などに、左の肋骨周辺から背中にかけて激痛が起こります。痛みはだんだん激しくなり、吐き気を伴うことも。重症の場合は、腹膜炎を併発するなど命に関わることもあるので、すぐに救急車を呼んで診察・治療を受けましょう。

血液肥満と関係の深い病気9

胆石症

どんな病気?

肝臓で作られる消化液の一種・胆汁やコレステロールが結晶化して石のようなかたまり(胆石)になり、胆のうや胆管、肝臓の中に詰まる病気。胆石の大きさや数は人によってさまざまです。

おもな原因

コレステロールを多く含む食品をよく食べる人や中性脂肪値が高い人、肥満した人などに多く見られます。また、細菌感染などが原因で起こるタイプのものもあります。

おもな症状と治療

胆石が胆管などに詰まると、みぞおちから下腹部のあたりが痛む発作が起こります。

胆石症の場合は自覚症状がまったくないことも珍しくありません。痛みなどがある場合は薬物や手術による治療を行いますが、症状がない場合は、経過観察だけで十分。とくに治療をする必要はありません。

血液肥満を予防・改善するために1

食べ過ぎを避ける

食事はよくかんで、ゆっくりと

血液肥満の予防・改善のいちばんのポイントになるのは、毎日の食事です。肥満するということは、ふだん使っているエネルギーに対して、食事からとるエネルギーが多過ぎるということ。日ごろから、食べ過ぎを防ぐ工夫をすることが大切です。

まず心がけたいのは、よくかんでゆっくり食べること。「おなかがいっぱいになった」という信号が食欲をコントロールしている脳の視床下部に届くまでには、20～30分ほどかかります。食べるスピードが速いと、満腹感を感じる前にたくさん食べてしまうことになりがちです。ひと口ごとに20回ぐらいかむのを目安にし、「腹八分目」で食事を終えるようにしましょう。

食事は1日3回が基本

体と血液のダイエットのためには、食事は1日3回とるのが基本。食事の回数を減らすと、食事と食事の間隔が長くなります。

すると、次の食事までの間のエネルギーを確保するために消化・吸収能力が高まるだけでなく、いざというときに備えて体が脂肪を蓄えようとするため、体内で作られる中性脂肪の量も増えるのです。さらに、食事の後のインスリンの分泌量も高まり、肝臓でもたくさんの中性脂肪やコレステロールが作られてしまいます。

朝食はしっかり、夕食は軽めに

呼吸や消化吸収など、人間が生きるために無意識に行っている活動は、「交感神経」と「副交感神経」によってコントロールされています。昼間は交感神経が活発に働き、活動のためにエネルギーをたくさん使います。ただし、副交感神経の働きが強まって体を休めようとする夜には、消化吸収能力が高まる反面、心臓の拍動が遅くなるなど、使われるエネルギーの量が少なくなります。そのため、夕食でとったものは、脂肪として体に蓄えられやすいのです。

1日の食事のバランスは、これから活動する朝、昼にしっかり食べて、夜は軽めに、が理想。遅い時間にたっぷり夕食をとったり、寝る直前に夜食をとったりするのは肥満のもとになります。

適度な運動をする

運動が中性脂肪を減らす

血液肥満の予防・改善には、運動も欠かせません。肥満の原因は、活動で消費するエネルギーに対して食事からとるエネルギーが多過ぎること。活動量を増やして消費エネルギーを増やすことも大切なのです。

運動は、体内の中性脂肪やＬＤＬ（悪玉コレステロール）を減らし、ＨＤＬ（善玉コレステロール）を増やすことにつながります。また、血行がよくなって血圧が下がったり、インスリンの働きが活発になって糖尿病の予防・改善に役立ったりする効果もあります。

無理せずできることを根気よく

「運動」といっても、特別なことをする必要はありません。車に乗らずにできるだけ歩く、エスカレーターではなく階段を使う、掃除など体を動かす家事を積極的にするなど、日常生活の中で体を動かすことを心がけるだけでもよいのです。

血液肥満を予防・改善するためには、軽い運動を一定時間以上続けて行うのが有効です。ただし短期間では効果が出ないので、体調や体力に合わせ、無理のない範囲で根気よく運動を続けましょう。

必ず食事療法と組み合わせる

運動療法で効果を上げるポイントは、必ず食事療法と組み合わせることです。運動で消費するエネルギーは意外に少ないもの。運動は、あくまで食事療法の補助と考えましょう。毎日の食事に気を配り、そのうえで体を動かす習慣をもつことが大切です。

1日の歩数とHDLの関係

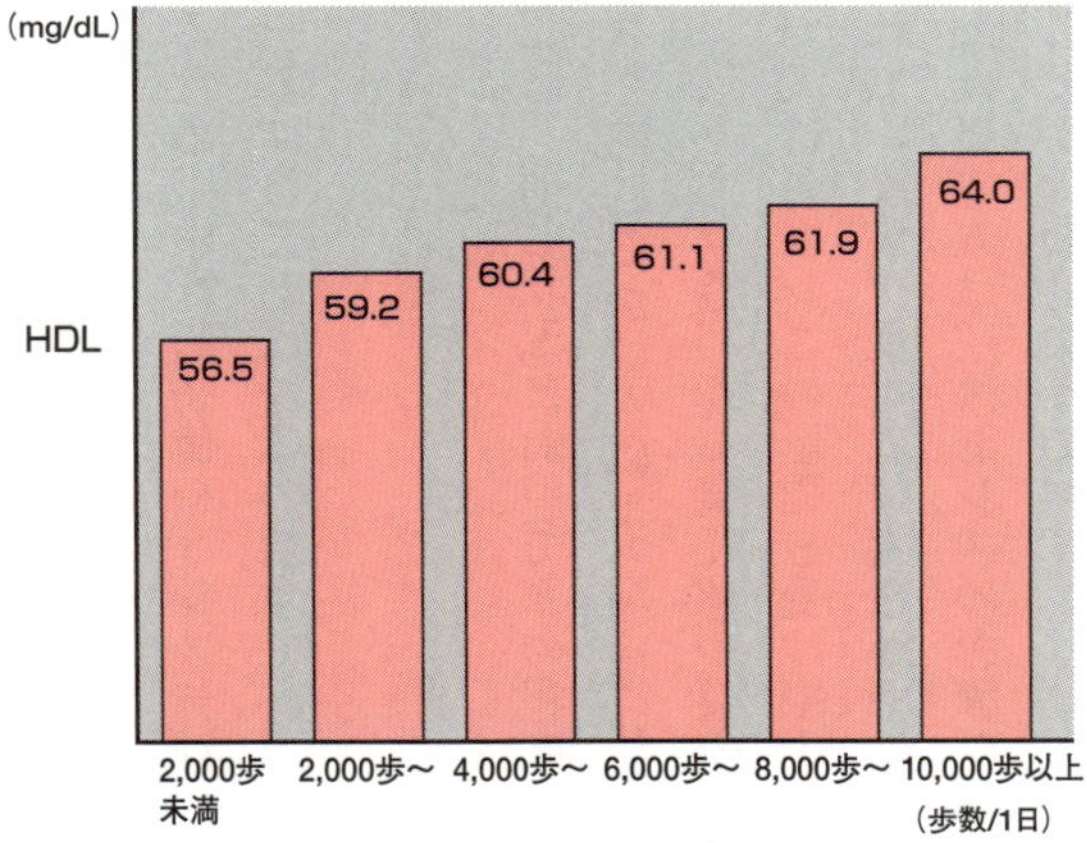

（厚生労働省「平成14年 国民栄養調査」）

ストレスと上手につきあう

ストレスが血液肥満の原因に

血液肥満を促進する原因のひとつにストレスがあります。強いストレスを感じると、自律神経の働きが影響を受け、ホルモンのバランスがくずれることがあります。自律神経の乱れによって副腎皮質ホルモンの分泌量が増えると、血液中に遊離脂肪酸（中性脂肪が分解された成分）が大量に放出されます。最終的にこの遊離脂肪酸は肝臓に運ばれて中性脂肪やコレステロールに合成されるため、中性脂肪値やコレステロール値が上昇することになるのです。

まじめな人ほどストレスに弱い

ただし、同じ状況においてどの程度のストレスを感じるかは人によって違います。一般に、きちょうめんで責任感や競争意識の強い人はストレスの影響を受けやすいといわれています。反対に、大らかでのんびりした性格の人は、ストレスの影響が体に出ることが少ないようです。

自分なりの方法でストレス解消を

ストレスを解消するもっともよい方法は原因を取り除くことですが、実際にはそう簡単に解決できないことのほうが多いはず。ストレスと上手につきあうためには、自分なりの解消法を見つけることが大切です。ストレス解消に役立つ手段は人によって違うので、自分がリラックスして楽しめることであれば、方法は何でもかまいません。ただし、アルコールやたばこ、やけ食いなどは逆効果。体に悪影響を及ぼし、血液肥満も促進してしまいます。

ふだんの生活でのストレスの状況

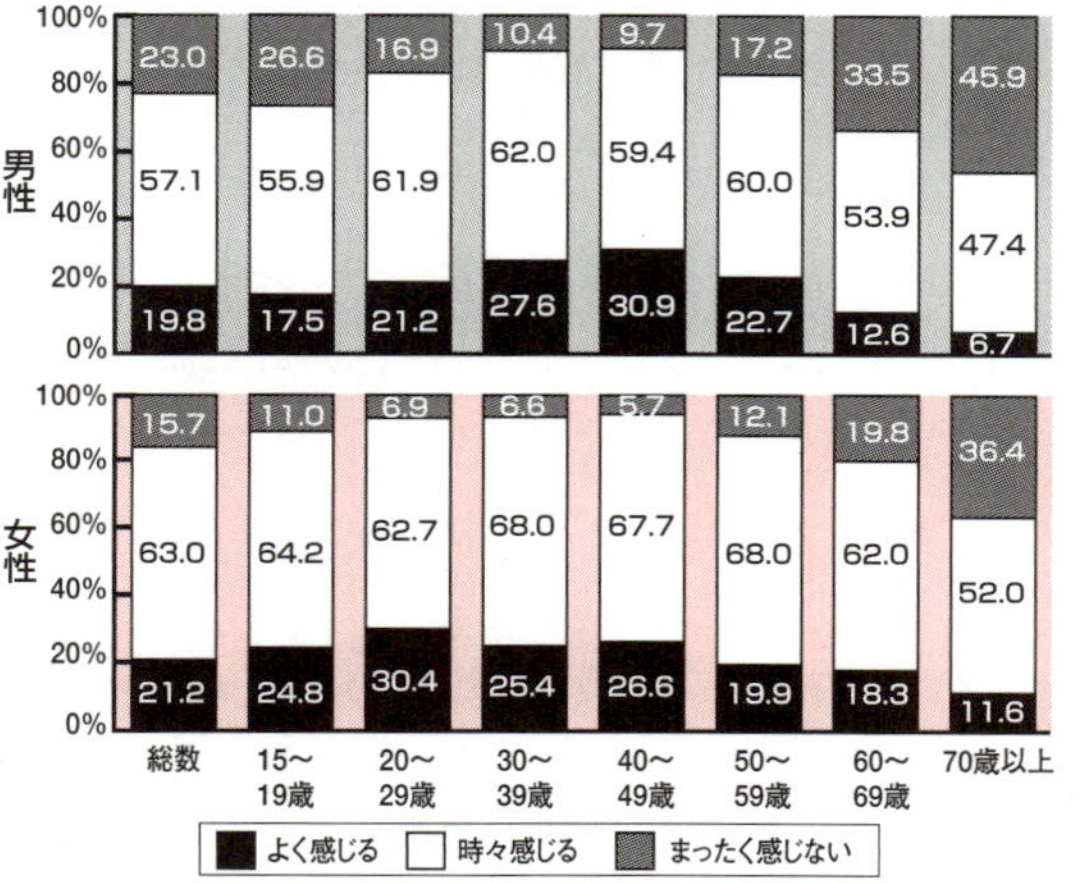

（厚生労働省「平成14年 国民栄養調査」）

血液肥満を予防・改善するために4

たばこ&お酒を控える

吸うほどに高まるたばこの危険性

たばこには、ＨＤＬ（善玉コレステロール）を減らし、中性脂肪やＬＤＬ（悪玉コレステロール）を増やす作用があります。また、たばこがＬＤＬの酸化を促すため、動脈の内壁を傷つけて動脈硬化を引き起こす原因となる「変性ＬＤＬ」も増加してしまいます。

喫煙によるこのような危険性は、吸う本数が多いほど高くなります。また、喫煙者本人だけでなく、家族や職場の同僚など周りの人にまで悪影響をおよぼすことも忘れてはいけません。たばこをやめるのは簡単なことではありませんが、健康を守るためには禁煙するのがいちばんです。

飲酒は適量を守る

アルコールは肝臓で分解されて最終的に無害な酢酸に変化し、体の外へ排出されますが、この過程で「脂肪酸」が作られます。この脂肪酸が肝臓で中性脂肪に合成されるため、中性脂肪値が上昇することに。その結果、ＨＤＬが減り、ＬＤＬの増加も招いてしまいます。

　また、お酒は高エネルギーの飲み物です。ビールの大びん１本は約２５０キロカロリー。これはご飯１膳半に当たります。過度の飲酒はエネルギーのとり過ぎにつながり、血液肥満を促進してしまいます。

　ただし、適量のお酒は、血行を改善したりストレスの解消につながったりと、プラスに働くこともあります。適量を守り、高脂肪のつまみを避けるなど、正しい飲み方を心がけましょう。

アルコール飲料・1日の目安量

	目安量	アルコール含有量(g)	エネルギー量(kcal)
ビール 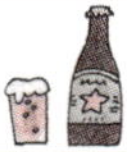	中ビン1本 500mL	20	200
清酒 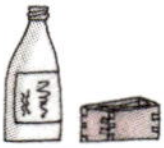	1合 180mL	22	180
焼酎(甲種・35度) 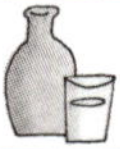	1/2合弱 70mL	20	144
ウイスキー ブランデー 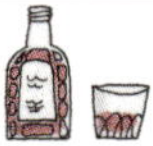	ダブル1杯 60mL	20	142
ワイン 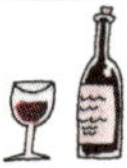	グラス2杯 200mL	24	146

定期的に健康診断を受ける

年に一度は健康チェック

血液肥満や、血液肥満から起こる病気の多くは、初期段階では目立った自覚症状がありません。自分で異常に気づくころには、すでに症状が進んでしまっていることも多いのです。

ある程度の年齢を過ぎたら、最低でも年に一度、健康診断を受けて体の状態をチェックすることが大切。異常を早期に発見することができれば、それだけ治療もスムーズに進めることができます。

異常値が出たら再検査を

血液肥満の状態などを調べる検査を受ける際には、12時間以上絶食する必要があります。こうした検査には、体調や検査前の生活などの影響が出る場合もあるので、検査値に異常が出た場合は、数週間の間をおいて再検査を受けましょう。それでも異常な値が出た場合は、専門医の診察を受け、適切な治療を行います。

血液肥満度チェック

次の項目について、「はい」「いいえ」で答えてください。「はい」の数で、あなたの血液肥満度を判定します。

1 食事を抜くことが多い
2 満腹するまで食べないと気がすまない
3 食べるスピードが速い
4 間食をすることが多い
5 外食をする機会が多い
6 夜の9時以降に夕食をとることが多い
7 寝る直前に夜食をとることがある
8 甘いものが好きだ
9 魚より肉が好きだ
10 揚げ物など、脂っこいものが好きだ
11 野菜があまり好きではない
12 週に4日以上お酒を飲む
13 たばこを吸う
14 どちらかというと太っている
15 まじめで責任感が強いほうだ
16 生活が不規則だ
17 運動はほとんどしない
18 外出時は車で移動することが多い
19 駅では階段よりエスカレーターを使う
20 ストレスを感じると食事の量が増える

「はい」の合計数　　個

判 定

前ページの項目で、「はい」の数はいくつありましたか？

「はい」が3個以下

血液肥満度10%。生活習慣や食習慣には、ほとんど問題がありません。定期健診をきちんと受けて、これからも健康をキープしましょう。

「はい」が4～7個

血液肥満度30%。ふだん何気なくしていることが、血液肥満の原因になっているかも。できるところから、生活や食習慣の改善を心がけて。

「はい」が8～11個

血液肥満度60%。いまは何でもなくても、このままの生活を続けていると、血液肥満に悩まされることになりそう。毎日の生活を見直して。

「はい」が12個以上

血液肥満度80%。見た目は太っていない人でも、血液肥満は進行している可能性が。まずは健診を受けて、体調をチェックしましょう。

[注意]
このチェックで血液肥満度が低くても、体質などによって血液肥満が進んでいる可能性もあります。とくに体に異常を感じなくても、必ず年に一度は定期健診を受けて健康状態を確認しましょう。

第2章

血液肥満を予防・改善する食生活のポイント

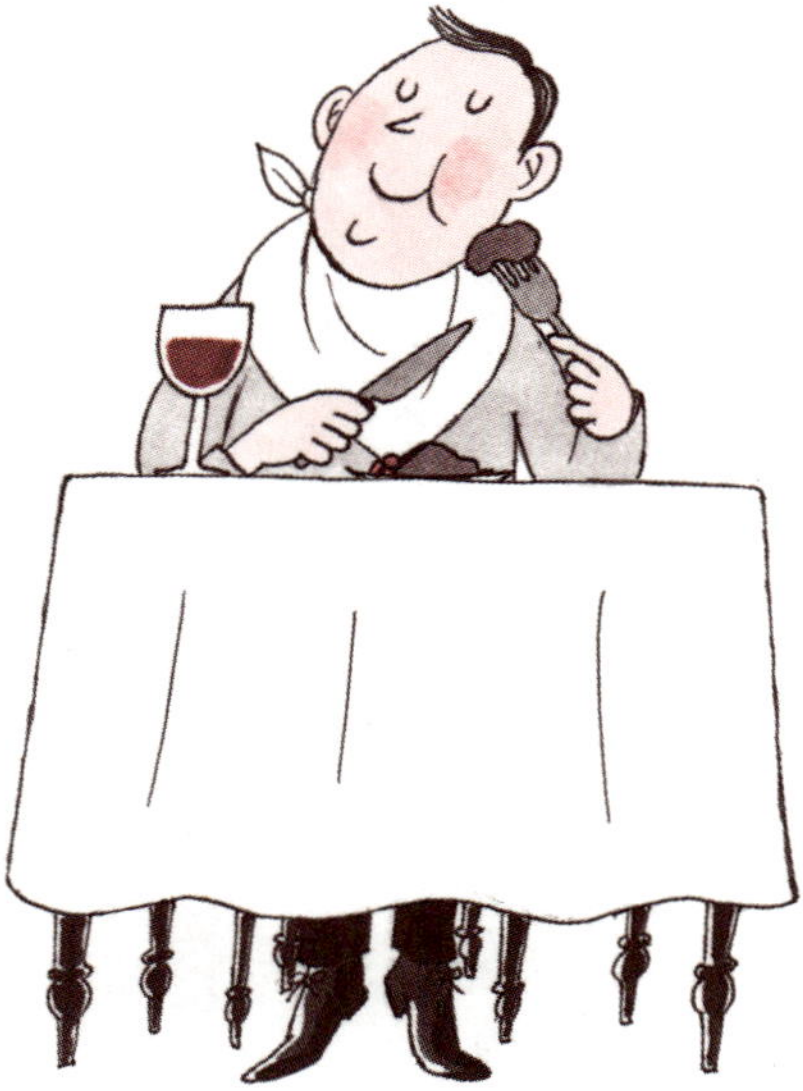

栄養バランスのよい食事をとる

さまざまな栄養素をバランスよく

肥満や血液肥満を早く改善しようとして「炭水化物を食べない」「肉を食べない」など、偏った食事をする人がいますが、これは大きな間違い。健康を維持するためには、いろいろな食品からバランスよく栄養をとることが大切です。栄養素はお互いに補いあって働くため、何かが欠けたり多過ぎたりするのはよくありません。たんぱく質、炭水化物、脂質、ビタミン、ミネラルをバランスよくとるように心がけましょう。

「食事バランスガイド」を参考に

栄養のバランスを考える際に役立つのが、「食事バランスガイド」。厚生労働省・農林水産省が作成したもので、主食・主菜・副菜・牛乳&乳製品・果物をバランスよく食べるための食品の種類や日安量が示されています。具体的に「何を」「どのぐらい」食べればよいのかがわかるので、毎日の献立作りの参考になります。

食事バランスガイド

あなたの食事は大丈夫？

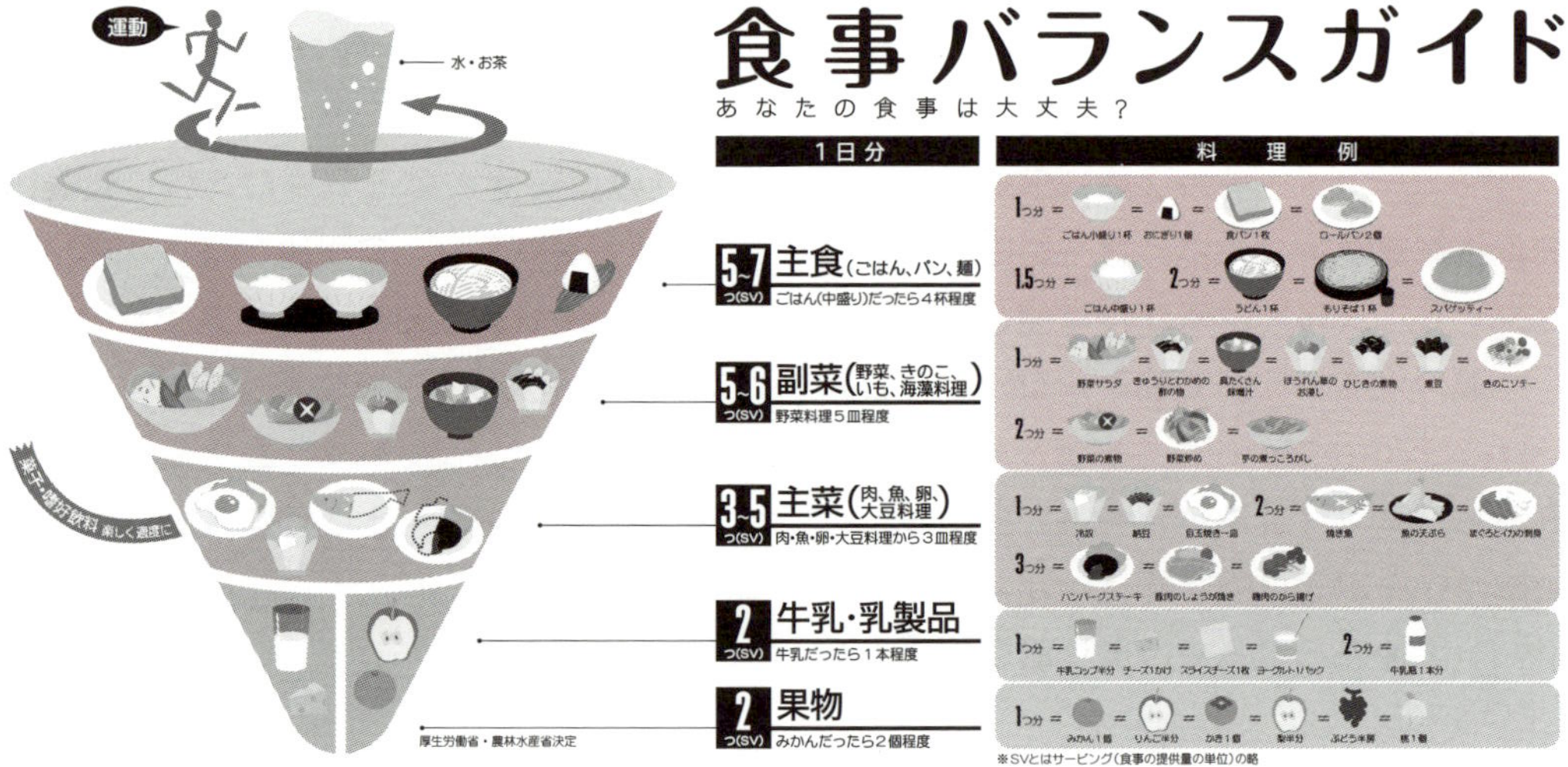

運動
水・お茶
菓子・嗜好飲料 楽しく適度に
厚生労働省・農林水産省決定
1日分
料理例
5~7 つ(SV) 主食（ごはん、パン、麺）
ごはん(中盛り)だったら4杯程度
1つ分 ＝ ごはん小盛り1杯 ＝ おにぎり1個 ＝ 食パン1枚 ＝ ロールパン2個
1.5つ分 ＝ ごはん中盛り1杯
2つ分 ＝ うどん1杯 ＝ もりそば1杯 ＝ スパゲッティー
5~6 つ(SV) 副菜（野菜、きのこ、いも、海藻料理）
野菜料理5皿程度
1つ分 ＝ 野菜サラダ ＝ きゅうりとわかめの酢の物 ＝ 具たくさん味噌汁 ＝ ほうれん草のお浸し ＝ ひじきの煮物 ＝ 煮豆 ＝ きのこソテー
2つ分 ＝ 野菜の煮物 ＝ 野菜炒め ＝ 芋の煮っころがし
3~5 つ(SV) 主菜（肉、魚、卵、大豆料理）
肉・魚・卵・大豆料理から3皿程度
1つ分 ＝ 冷奴 ＝ 納豆 ＝ 目玉焼き一皿
2つ分 ＝ 焼き魚 ＝ 魚の天ぷら ＝ まぐろとイカの刺身
3つ分 ＝ ハンバーグステーキ ＝ 豚肉のしょうが焼き ＝ 鶏肉のから揚げ
2 つ(SV) 牛乳・乳製品
牛乳だったら1本程度
1つ分 ＝ 牛乳コップ半分 ＝ チーズ1かけ ＝ スライスチーズ1枚 ＝ ヨーグルト1パック
2つ分 ＝ 牛乳瓶1本分
2 つ(SV) 果物
みかんだったら2個程度
1つ分 ＝ みかん1個 ＝ りんご半分 ＝ かき1個 ＝ 梨半分 ＝ ぶどう半房 ＝ 桃1個

※SVとはサービング（食事の提供量の単位）の略

タイプ別　食事のとり方のポイント

タイプによって違う食事の注意点

血液肥満には3つのタイプがあります。中性脂肪値が高いタイプ、（LDL）コレステロール値が高いタイプ、そして中性脂肪値とコレステロール値の両方が高いタイプです。食事の基本は、エネルギーをとり過ぎないように食事の量を制限しながら、栄養をバランスよくとること。さらに、タイプによる微妙な違いを知り、自分に合った食事を続けるようにしましょう。

●中性脂肪値が高いタイプの場合

肉の脂身など、動物性の脂肪をとり過ぎないようにします。また、アルコールや砂糖を含む甘いお菓子なども控えめにします。

●コレステロール値が高いタイプの場合

卵や肉の脂身などを控えます。コレステロールを減らすのに役立つ食物繊維や青魚などを積極的に食べます。

※中性脂肪値、コレステロール値の両方が高い場合は、前のふたつのタイプに関する注意点のすべてに気を配ります。

タイプ別・食事の注意点

	食事の基本	積極的にとりたい食品	食べる量に注意したい食品
中性脂肪値が高いタイプ	・エネルギー摂取量を制限する ・さまざまな栄養素をバランスよくとる ・炭水化物のとり過ぎに注意する ・お酒を飲み過ぎない ・動物性脂肪をとり過ぎない	緑黄色野菜、大豆・大豆製品、海藻、きのこ、こんにゃくなど	砂糖を使ったお菓子類（洋菓子、和菓子）、ジュース、アルコール飲料、果物、炭水化物（ご飯、パン、めん）など
コレステロール値が高いタイプ	・エネルギー摂取量を制限する ・さまざまな栄養素をバランスよくとる ・コレステロールのとり過ぎに注意する ・動物性脂肪をとり過ぎない	緑黄色野菜、大豆・大豆製品、海藻、きのこ、こんにゃくなど	コレステロールの多い食品（ベーコン、レバー、うなぎ、魚卵、卵、バターなど）、脂身の多い肉類など

標準体重と適正なエネルギー量を知る

適正エネルギー量は人によって違う

1日に必要なエネルギー量は、性別や年齢、体格、活動量などによって違いますが、標準体重と活動量からおおよその目安を割り出すことができます。標準体重の計算は、BMIによる計算式（17ページ）が使われるのが一般的です。

1食分のエネルギー量を知る

1日の摂取エネルギー量がわかったら、次にそれを3で割って、1食当たりのエネルギー量を計算します。ただし、飲酒や間食の習慣がある人は、まず全体のエネルギー量からお酒や間食の分（200〜300キロカロリー）を引き、それを3で割ったものを1食分と考えます。

毎日の食事を適正エネルギー内でおさめることは、血液肥満の予防・改善の基本。すでに肥満や血液肥満が進んでいる場合は摂取エネルギー量に気を配り、さらに運動を心がけるようにするとよいでしょう。

適正エネルギー量の計算法

1）標準体重を計算する
身長（m）×身長（m）×22＝標準体重（kg）

2）自分の1日の活動量から、体重1kg当たりに必要なエネルギー量を出す

1日の活動量	体重1kg当たりに必要なエネルギー量（kcal）
1日の大部分を部屋の中で過ごす。歩くなどの活動は1時間程度	20〜25
2時間程度の歩行や、家事や仕事などで立って動き回ることが多い	25〜30
1日1時間程度、筋力を使う作業をする。農業、建築業などに従事する人	35〜40
1日1時間程度は、激しいトレーニングや体を使う作業を行う	35〜

※やせ型の人や若い人は高いほうの数字、肥満ぎみの人や中高年以上の人は低いほうの数字を目安にする。

3）1日の適正エネルギー量を計算する
標準体重（kg）×体重1kg当たりに必要なエネルギー量（kcal）＝1日の適正エネルギー量（kcal）

［例］身長170cmの事務職の場合
・標準体重を計算する
1.7×1.7×22＝63.6（kg）
・適正エネルギー量を計算する
63.6×（25〜30）＝1590〜1908（kcal）

摂取エネルギーを減らすポイント

調理法を工夫して脂肪をカット

エネルギーのとり過ぎを防ぐうえで、まず気をつけたいのは脂肪のとり方です。炭水化物やたんぱく質に比べ、脂肪には2倍以上のエネルギーがあるからです。

油をたくさん使う揚げ物は避け、炒め物は、焦げつきにくいフッ素樹脂加工のフライパンなどを使って少量の油で作ります。肉は脂身の少ない赤身や皮なしの鶏肉を選び、できれば網やグリルパンで調理すると余分な脂を落とすことができるので、「エネルギー減」につながります。このほか、ゆでたり蒸したりする調理法もおすすめ。さっぱりし過ぎて味気ないと感じるようなら、仕上げに少量の植物油をかけましょう。油を使って調理した場合に比べて、摂取量を減らすことができます。

「おなかいっぱい」にする工夫

ダイエットを心がけているとき、意外に難しいのが「腹八分目」で食事を終えること。満腹感がないともの足りない、という人は、低エネルギーの食品で食事のかさを増やしましょう。おすすめは、おからやきのこ、海藻、こんにゃくなど。安心しておなかいっぱい食べられるメニューを工夫することで、ダイエットによるストレスを軽くすることができます。また、これらの食品には食物繊維も豊富なので、体内のコレステロールを排出するのにも役立ちます。

ビタミン・ミネラル不足に注意

摂取エネルギーを制限しようとすると、食べる量を減らすことばかり考えてしまうため、食事の内容が偏りがちになります。なかでも不足することが多いのが、ビタミンやミネラルです。

さまざまな栄養素は、お互いに助けあって働いています。たとえば骨を作るためにはたんぱく質とカルシウム（ミネラルの一種）が必要。また、糖質の代謝にはビタミンB_1やB_2の働きが不可欠です。つまり、栄養をバランスよくとらないと、体内に取り入れた栄養素が本来のパワーを十分に発揮できなくなってしまう可能性があるのです。食事制限をする場合は、食事の栄養バランスにふだん以上に気を配りましょう。

外食をする際の注意

メニュー選びと食べ方を工夫する

一般に外食のメニューには炭水化物、脂質が多く、ビタミンやミネラルが不足ぎみ。バランスよく栄養をとるためには、主食（ごはん、パン、めん）＋主菜（たんぱく質を含むおかず）＋副菜（野菜のおかず）がそろうメニューを選ぶことが大切です。栄養が偏りがちな丼物や油っこい物は避け、ご飯の量が多いときは、注文するときに頼んで減らしてもらいましょう。

おにぎりとお総菜でバランスを取る

コンビニエンスストアなどのお弁当も、外食メニューと同様、栄養のバランスが偏りがちです。揚げ物のおかずも多いため、意外にエネルギーが高い物もあります。摂取エネルギーを抑えてバランスよく食べたいときは、おにぎりと単品のお惣菜を組み合わせるのがおすすめです。パッケージにエネルギーが表示してある物も多いので、それを参考にしながら選びましょう。

外食メニューのエネルギー量と食塩量

メニュー名	エネルギー量（kcal）	食塩量（g）
にぎりずし	650	5.8
天丼	750	3.0
牛丼	530	1.7
かつ丼	950	4.5
うな丼	790	5.0
カレーライス	690	2.1
ハヤシライス	780	3.6
チャーハン	780	4.7
ロースかつ定食	1300	5.0
ヒレかつ定食	980	5.0
えびフライ定食	990	2.8
ざるそば	280	2.6
きつねうどん	360	4.7
ラーメン	380	5.5
チャーシューめん	540	7.6
えびチリソース	560	8.1
麻婆豆腐	300	1.4
酢豚	570	3.5
ぎょうざ	290	0.8
トマトスパゲティ	530	2.3
和風スパゲティ	700	2.6
ハンバーガー	240	1.1
ナゲット	290	1.4

※数値は平均的なものを使用しています

積極的にとりたい栄養素1

食物繊維

コレステロールを排出する

食物繊維は、人間の体内では消化・吸収されない成分です。一般によく知られている便秘解消効果のほか、コレステロール値を下げるのにも役立ちます。

食物繊維には、コレステロール、中性脂肪、糖質などの吸収を妨げるほか、胆汁酸（消化液の一種である胆汁の主成分）を吸収して便とともに排出する働きがあります。胆汁酸が排出されると、体内の胆汁酸の量を一定に保つために、新たな胆汁酸が作られます。このとき、材料としてコレステロールが使われるため、血液中のコレステロール値が下がるのです。

食物繊維の種類と働き

食物繊維には、水に溶けやすい「水溶性食物繊維」と、水に溶けない「不溶性食物繊維」の2種類があります。コレステロール値を下げる作用が強いのは、水溶性食物繊維。不溶性食物繊維は便のかさを増して腸の働きを活発にし、腸内の有害物質やコレステロールを吸着した便をスムーズに排出するのを助けます。

また、食物繊維には満腹感を高める効果も。エネルギーもとても低いので、食べ過ぎの防止やダイエットにも役立ちます。

食物繊維の摂取量

食物繊維の摂取量は1日20〜25gとされていますが、不足している人がほとんど。これだけの食物繊維を食品の量に換算すると、野菜を300g、果物を200g、いも類を100gぐらいが目安になります。


これに穀類、豆類、海藻などを加えた献立作りができれば、さらに効果的です。

食物繊維をたっぷりとるためには、加熱調理してかさを減らすのがポイント。サラダなどの生野菜では、食物繊維の摂取量も限られてしまいます。

多く含まれる食品

海藻（わかめ、ひじき、のり、寒天）、野菜（ごぼう、れんこん、かぼちゃ、切り干し大根）、果物（りんご、バナナ、キウイフルーツ、いちご）、豆類（あずき、大豆、枝豆）、きのこ、こんにゃくなど

積極的にとりたい栄養素2

IPA・DHA

魚の脂が中性脂肪値を下げる

魚に含まれる脂肪（魚油）には、IPA（イコサペンタエン酸、EPAとも）やDHA（ドコサヘキサエン酸）などの「不飽和脂肪酸」が多く含まれています。これらの成分には、肝臓での中性脂肪の合成を抑える働きがあることがわかっています。また、血液が固まるのを防ぐ作用があるため、血栓の予防にも有効。動脈硬化の進行を抑え、虚血性心疾患や脳血管疾患を防ぐのにも役立ちます。

含有量が多いのは青背の魚

IPAやDHAをとくに多く含んでいるのが、青背の魚。こうした魚油は肉の脂肪に比べてエネルギーも低いので、血液肥満が気になる人には、青背の魚が最適のたんぱく源になります。

有効成分を効率よくとるためには、魚の脂肪を落とさないことがポイント。肉の場合は脂を落とすように調理するのが基本ですが、青魚の場合は脂肪をつけたまま食べるようにします。いちばんのおすすめは刺し身。このほか煮魚やホイル焼きなどもおすすめです。また、ＩＰＡやＤＨＡは魚の頭に多く含まれているので、できれば切り身より尾頭つきの物を選びましょう。

新鮮なうちに食べるのが基本

血液肥満解消に役立つとはいっても、ＩＰＡやＤＨＡの成分は脂肪です。高エネルギーであることに変わりはないので、食べ過ぎは逆効果。摂取エネルギーを考えながら、適量を食べるようにしましょう。

また、ＩＰＡやＤＨＡは空気や熱、光などによって酸化しやすい成分です。酸化が進むと「過酸化脂質」が生じます。過酸化脂質が体内に入ると、血管の内壁を傷つけて動脈硬化を促進する可能性も。こうした影響を防ぐため、魚は新鮮なうちに食べるのが基本です。また、魚の内臓や卵にはコレステロールが多いので、調理するときに取り除くようにします。

多く含まれる食品

まいわし、さば、はまち（養殖）、本まぐろ（とろ）、ぶり、さんま、あじ、うなぎ（蒲焼き）、はも、さわらなど

ビタミン

ビタミンがLDLの酸化を防ぐ

動脈硬化を引き起こす原因のひとつに、LDL（悪玉コレステロール）が酸化した「変性LDL」の作用があります。LDLの酸化を促すのが活性酸素。体内で自然発生する、酸化力の強い酸素です。

人間の体には活性酸素の作用を抑える働きも備わっていますが、喫煙や紫外線、ストレス、加齢などによって、その働きも弱まってしまいます。そのため、活性酸素の発生を防ぐ「抗酸化作用」をもつ物質を補給する必要が生じてくるのです。

抗酸化作用のある物質の代表が、β–カロテンやビタミンC、ビタミンEなどの栄養素。動脈硬化を防ぎ、血管を健康な状態に保つためには、これらのビタミンを積極的にとることが大切です。

ビタミンCとEは一緒にとると効果的

β–カロテンは、体内で必要な分だけビタミンAに変換されますが、変換されずに残ったβ−カロテンは、体内で抗酸化力を発揮します。ビタミンEは体内で活性酸素を回収し、「ビタミンEラジカル」という物質に変わります。ビタミンEラジカルには、ビタミンCの作用でもとの形に還元される性質があり、再生したビタミンEは、再び活性酸素を回収できるようになります。ビタミンCそのものにもすぐれた抗酸化力がありますが、ビタミンEと一緒にとることで、抗酸化作用がいっそう高まるのです。

β−カロテンとビタミンEは油溶性なので、脂質と一緒にとることで吸収率が高まります。これに対して、ビタミンCは水溶性。熱にも弱いので、切った後は水にさらしたりせず、加熱時間も短めにします。たばこを吸う人やストレスが多い人は体内で大量のビタミンCが消費されるので、ふだんから多めにとるように心がけましょう。

多く含まれる食品

・β−カロテン
かぼちゃ、春菊、モロヘイヤなど
・ビタミンC
いちご、さつまいも、ブロッコリーなど
・ビタミンE
アボカド、ナッツ類、植物油など

ポリフェノール・カロテノイド

抗酸化力が強いポリフェノール

食品に含まれる成分のうち、とくに抗酸化力が強いもののひとつに「ポリフェノール」があります。植物にわずかに含まれる物質で、光合成によってできた植物の色素や苦味の成分です。ポリフェノールとはひとつの物質の名前ではなく、特定の分子構造を持つ植物性化合物の総称で、5000種以上存在するといわれています。よく知られているものに、カテキン、アントシアニン、フラバノンなどがあります。

ポリフェノールも、抗酸化力のあるビタミンと同様、体内での活性酸素の発生を抑える働きがあります。LDL（悪玉コレステロール）の酸化を防ぎ、動脈硬化などを予防するのに役立ちます。

植物の色素成分にも抗酸化力が

植物に含まれる赤や黄色の色素成分、「カロテノイド」も、抗酸化力の高い物質として知られています。ポリフェノールと同様、カロテノイドも種類がたいへん豊富。緑黄色野菜などに多く含まれ、体内で必要な分だけビタミンAに変換される「β−カロテン」も、カロテノイドの一種です。このほか、おもな物に、リコピンやルテイン、カプサンチンなどがあります。

ポリフェノールの一種として分類される「フラボノイド」も、植物の色素成分。カロテノイドが植物の中で作られ、表面から内部までまんべんなく存在するのに対し、光合成によって作られるフラボノイドは、植物の表面近くに存在します。また、脂溶性であるカロテノイドは、体内で細胞膜や脂質を守りますが、一部を除いて水溶性であるフラボノイドは、おもに血液などの体液を守る役割を果たしています。

多く含まれる食品

・ポリフェノール
赤ワイン、紅茶、カカオなど（カテキン類）
ぶどう、いちごなど（アントシアニン）
そば、アスパラガスなど（ルチン）
・カロテノイド
トマト、すいかなど（リコピン）
ほうれんそう、芽キャベツなど（ルテイン）
赤ピーマン、とうがらしなど（カプサンチン）

とり過ぎに注意したい食品

血液肥満改善のために制限したい

血液肥満が気になる場合、とり過ぎに注意したい食品もあります。

●脂肪

脂肪のエネルギーは、たんぱく質や炭水化物の2倍以上。植物油や魚油など、血液ダイエットに役立つ成分を含むものであっても、とり過ぎるとエネルギーオーバーに。脂肪の摂取量は、1日の総エネルギーの20〜25％程度が理想です。

●炭水化物（糖質）

炭水化物は大切なエネルギー源ですが、とり過ぎると、使い切れずに余った分が中性脂肪に変わり、体内に蓄えられてしまいます。なかでもとくに脂肪になりやすいのは、お菓子などに含まれる砂糖や、果物の成分である果糖。エネルギーのもととなる炭水化物を極端に減らすのはよくないので、甘いお菓子や果物を控えめにし、おもに穀類やいも類から適量の炭水化物をとるようにしましょう。

●アルコール

ビールの大びん1本には、ご飯1膳半とほぼ同じエネルギーがあります。また、アルコールが肝臓で分解される作用に伴って中性脂肪値が上昇してしまいます。適量であれば、HDL（善玉コレステロール）の増加やリラックス作用などの利点もあるので、飲み過ぎないように注意しましょう。

●高コレステロールの食品

コレステロール値が高い人は、当然、食事からとるコレステロールを控えなければなりません。脂肪の多い肉やレバー、魚卵、うなぎなどは食べる量に気をつけましょう。

合併症予防のために制限したい

血液肥満が進むと動脈硬化を発症し、さらに深刻な合併症を引き起こす可能性が。合併症を防ぐために、毎日の食事で注意したいこともあります。

●食塩

食塩を多く含む食事は、高血圧の原因になります。血液肥満に高血圧が加わると、動脈硬化の危険度が高まるため、十分な注意が必要です。また、濃い味つけのおかずはご飯との相性がよいため、ご飯の食べ過ぎにつながることもあります。

脂肪の種類と選び方

脂肪の「質」に注意する

脂肪の種類や性質は、なかに含まれる脂肪酸によって決まります。血液肥満が気になる人は、食事でとる脂肪の量のほか、質にも気を配らなければなりません。

脂肪酸は、「飽和脂肪酸」と「不飽和脂肪酸」の2種類に大きく分けることができます。飽和脂肪酸は肉の脂身やバターなどの動物性食品に多く含まれており、コレステロール値を上げる働きがあります。不飽和脂肪酸はオリーブ油やごま油などの植物性食品や魚油に多く含まれており、コレステロール値を下げる働きがあります。

各種の脂肪をバランスよく

不飽和脂肪酸は、さらに「多価不飽和脂肪酸」と「一価不飽和脂肪酸」に分けられます。コレステロール値を下げる働きがとくにすぐれているのは、多価不飽和脂肪酸です。ただし多価不飽和脂肪酸の中でも、リノール酸はとり過ぎに注意を。LDLだけでなくＨＤＬ（善玉コレステロール）まで減らしてしまったり、酸化されやすいために動脈硬化の原因となったりすることがあるからです。また、最近注目されているのが、一価不飽和脂肪酸の一種・オレイン酸。コレステロールを減らす作用があるうえ、多価不飽和脂肪酸に比べて酸化されにくいという長所もあります。

　健康を維持するためには、各種の脂肪をバランスよくとる必要があります。一般に、「飽和脂肪酸：一価不飽和脂肪酸：多価不飽和脂肪酸」を「３：４：３」の比率でとるのがよいとされています。

脂肪酸の種類

飽和脂肪酸		●パルチミン酸など（肉の脂身、ラード、鶏肉の皮、バター、ベーコン、サラミ、生クリーム、パーム油、ヤシ油など）
不飽和脂肪酸	一価不飽和脂肪酸	●オレイン酸（オリーブ油、菜種油、べに花油に多い）
	多価不飽和脂肪酸	●リノール酸（べに花油、コーン油、ごま油、大豆油、くるみ、松の実などに多い）
		●α-リノレン酸（えごま油、しそ油、なたね油、サラダ油に多い）
		●IPA・DHA（さんまやさばなど青背の魚に多い）

血液肥満の予防と改善に役立つ特定保健用食品

特定保健用食品とは

特定保健用食品（トクホ）とは、具体的な目的に対して効果があることが証明されている成分を含む食品。病気を予防・改善して健康を維持することを目的として作られる「保健機能食品」の一種です。特定保健用食品として許可されるためには、各商品が消費者庁で個別に審査を受け、安全性や有効性が認められなければなりません。特定保健用食品の許可を受けたものには、87ページのようなマークが表示されています。

また2005年からは、「条件つき特定保健用食品」というカテゴリーも登場。特定保健用食品の有効性のレベルには届かないものの、一定の有効性が確認されている食品に対してもマークの表示が認められるようになりました。

特定保健用食品の上手な利用法

特定保健用食品は、病気の治療効果があるものではありません。あくまで食事療法を補助する食品なので、過信は禁物です。食後に胃もたれや下痢といった症状が出るなど、食品と自分の体調との相性がよくない場合は無理せず使用を中止し、同じような効能をもつ別の食品に切り替えます。特定保健用食品についてくわしく知りたい場合は、国立健康・栄養研究所のホームページにある『「健康食品」の安全性・有効性情報』などを参考にしましょう。
(http://hfnet.nih.go.jp/main.php)

血液肥満に役立つ特定保健用食品

特定保健用食品の中には、血液肥満の予防・改善に役立つ物もあります。使われている成分は「食後の血中中性脂肪が上昇しにくく体に脂肪がつきにくい」という特徴を持つジアシルグリセロールや、一般的な油よりエネルギーに変わりやすい構造の「中鎖脂肪酸」、食事からとるコレステロールの吸収を抑える「植物ステロール」など。毎日の食事に上手に取り入れ、食生活の改善をめざしましょう。

消費者庁許可 特定保健用食品

トクホ商品についているロゴマーク

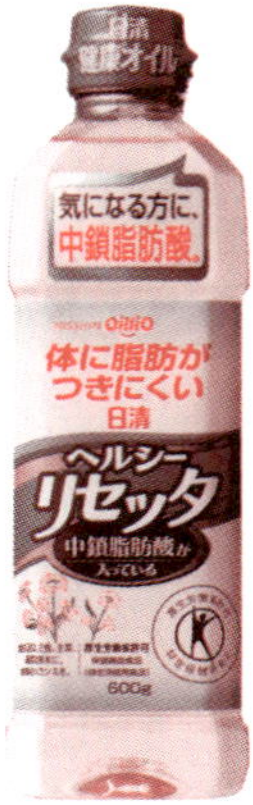

ヘルシーリセッタ

（600g：オープン価格）

天然の植物成分「中鎖脂肪酸」を含む健康オイル。食べた後エネルギーになりやすいため、体に脂肪がつきにくい

［問い合わせ先］
日清オイリオグループ株式会社
お客様窓口
TEL 03-3555-6812

ヘルシア緑茶

（350mL：189円）

茶カテキンを豊富に含み、エネルギーとして脂肪を消費しやすくするので、体脂肪が気になる人に適している

［問い合わせ先］
花王株式会社
消費者相談センター
TEL 03-5630-5220

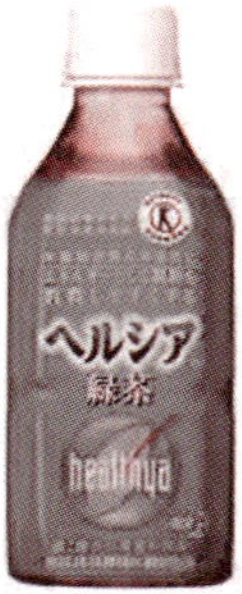

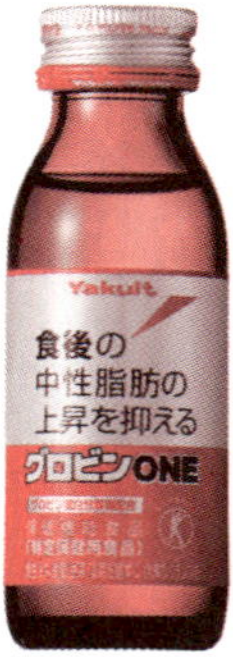

グロビンONE

（50mL：税込200円）

食後の血清中性脂肪の上昇を抑える「グロビンたんぱく分解物」を含んだ健康飲料。脂肪の多い食事をとりがちな人の食生活改善に。エネルギーと糖分を抑えたすっきり味

［問い合わせ先］
ヤクルトお客さま相談センター
0120-11《いい》-8960《ヤクルト》

※データは平成20年4月現在のものです。

第3章

血液肥満を解消する
食べ物＆レシピ

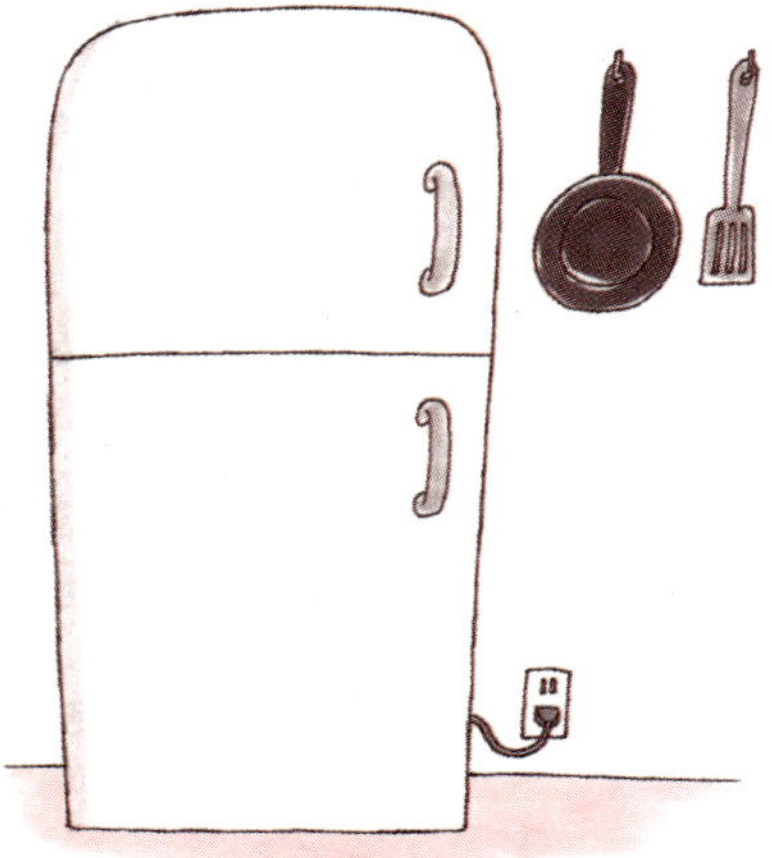

●レシピにある栄養成分量は１人分当たりの数値です
（た たんぱく質、脂 脂質、コ コレステロール、繊 食物繊維）
●食材のエネルギー量表示の見方

100g **95kcal**	可食部100ｇ当たりのエネルギー量
1尾(25g) **10kcal**	目安量または１回量当たりの総重量とエネルギー量
可食部11g	目安量または１回量の可食量

※大正えびの場合

かぼちゃ

豊富なビタミンで動脈硬化を予防

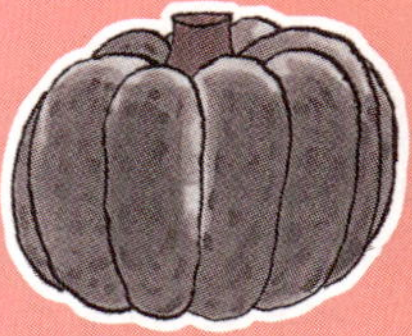

100g
91kcal

1食分（120g）
99kcal

可食部109g

※西洋かぼちゃの場合

役立つ栄養素

β-カロテン
ビタミンC
ビタミンE
食物繊維

そのほかの効能

がん
胃弱
冷え性
など

●ビタミンC&Eで抗酸化力アップ

かぼちゃには、すぐれた抗酸化作用をもつβ-カロテン、ビタミンC、ビタミンEがたっぷり。なかでもビタミンEの含有量は、野菜の中でトップクラスです。これらのビタミンは、活性酸素を除去してLDL（悪玉コレステロール）の酸化を防ぐため、動脈硬化の予防に役立ちます。また、ビタミンEとCを一緒にとることによって抗酸化力がさらに高まります。

コレステロール値を低下させる食物繊維も豊富です。種には多価不飽和脂肪酸の一種・リノレン酸が含まれているので、軽くいるなどして食べる工夫を。

●すぐれた抗酸化力はがん予防にも

高い抗酸化力をもつかぼちゃは、体内で細

胞の酸化を防ぐため、がん細胞の発生を防いで免疫力を高めるのに役立ちます。豊富な食物繊維が腸の働きを活発にして便通を整えるため、老廃物や発がん物質の排出が促され、大腸がんの予防にも有効です。

●調理は皮つきのまま

β−カロテンとビタミンEの吸収率を高めるには、油を使って調理するのがおすすめ。かぼちゃのビタミンCは熱に強いので、火を通しても、ビタミンCが大量に失われることはありません。

また、皮と周縁部の栄養価が高いので、皮つきのまま利用を。β−カロテンが果肉の約5倍も含まれているわたも活用しましょう。

かぼちゃのチーズ焼き

115Kcal 食塩0.1g

た 3.2g　脂 2.2g　コ 3mg　繊 3.5g

材料（1人分）

かぼちゃ100g、粉チーズ大さじ1/2、サラダ油適量

作り方

①かぼちゃは厚さ3mmに切る。

②アルミ箔に油を薄く塗り、かぼちゃが重ならないように並べる。

③粉チーズをふりかけ、オーブントースターに入れる。チーズが溶け、かぼちゃに火が通るまで加熱する。

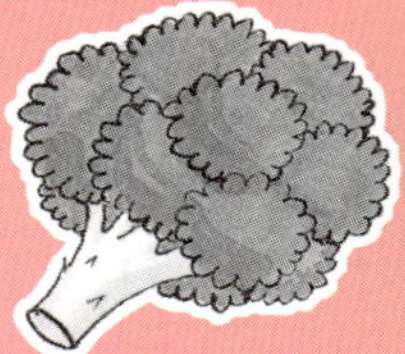

ブロッコリー

100gで1日分のビタミンCがとれる

100g
33kcal

1株(200g)
33kcal

可食部100g

役立つ栄養素

β-カロテン
ビタミンC
ビタミンE
食物繊維
など

そのほかの効能

がん
高血圧
糖尿病
肌のトラブル
など

●レモンの3倍以上のビタミンCを含む

ビタミン・ミネラルをバランスよく含んでいますが、とくにビタミンCの含有量が多いのが特徴。ビタミンCは体内で高い抗酸化力を発揮するほか、活性酸素を回収するビタミンEの働きを助ける役割も果たしています。

ブロッコリーにはビタミンEも含まれているため、ビタミンCとEとの相乗効果で抗酸化作用がいっそうアップ。活性酸素を除去し、動脈硬化の原因となるLDL（悪玉コレステロール）の酸化を効率よく食い止めます。コレステロール値を下げるのに役立つ食物繊維のほか、インスリンの働きを助けて糖質の代謝を活発にするクロムなども含まれています。

●美肌作りやがん予防にも

豊富なビタミンCやβ-カロテンには、皮

膚や粘膜の抵抗力を高めたり、しみやそばかすを予防・改善したりする働きがあるため、美肌作りにも役立ちます。また、β－カロテン、ビタミンC、ビタミンEのすぐれた抗酸化力に、カロテンの一種・ルテイン、アブラナ科の植物に含まれるイソチオシアネート、インドール化合物などの働きも加わり、がんの予防・抑制にも効果を発揮します。

●ゆでるときは短時間で

水溶性で熱に弱いビタミンCの損失を防ぐため、ゆでるより、炒める、揚げるなどの調理法がおすすめ。ゆでる場合は短時間でゆで、水にさらさずに冷まします。花蕾より栄養価が高い外葉や茎も利用してみましょう。

ブロッコリーのからしあえ

24Kcal 食塩0.5g

た 2.6g　脂 0.8g　コ 0mg　繊 2.3g

材料（1人分）

ブロッコリー50g、からし少々、しょうゆ小さじ1/2、ごま少々

作り方

①ブロッコリーを小分けにし、沸騰した湯でゆで、ざるにあげて冷ましておく。
②ボウルにからしとしょうゆを入れてよく混ぜる。
③❶のブロッコリーを❷であえる。
④器に盛りごまをかける。

にんじん

β-カロテンの抗酸化力で動脈硬化を予防

100g
37kcal
中1本(200g)
72kcal
可食部194g

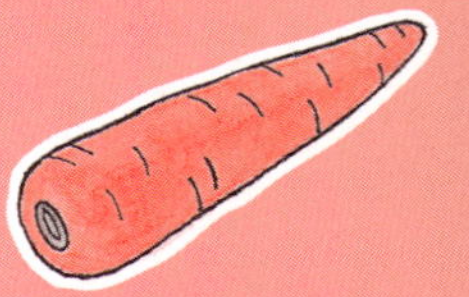

役立つ栄養素
β-カロテン **食物繊維** **など**

そのほかの効能
がん **高血圧** **眼精疲労** **など**

●リコピンを含む東洋種も

にんじんに含まれる栄養素で注目したいのは、豊富なβ-カロテン。β-カロテンはビタミンAの前駆物質で、体内で必要な分だけビタミンAに変換されます。にんじん約5分の1本で、1日のビタミンA必要量を満たすことができます。そして変換されずに残ったβ-カロテンは、細胞を酸化させる活性酸素を取り除く働きをします。

一般に「にんじん」といえばオレンジ色の西洋種を指しますが、赤味が強い東洋種もあります。東洋種にはβ-カロテンのほか、リコピンという色素が含まれています。リコピンも、高い抗酸化力をもつ成分のひとつです。

●食物繊維やカリウムも豊富

にんじんにはβ-カロテンのほか、コレス

テロール値を下げる食物繊維や、血圧を下げる作用のあるカリウムなども豊富です。葉にはビタミンCもたっぷり含まれています。ビタミンCは高い抗酸化力をもつほか、ストレスから体を守るのにも役立ちます。

●できれば皮をむかずに調理を

β−カロテンなどの有効成分は皮の近くに多く含まれているので、皮ごと使うのが理想。皮をむく場合は、できるだけ薄くむきましょう。また、にんじんにはビタミンCを壊すアスコルビナーゼという酵素が含まれています。すりおろしたりジュースにしたりする場合は、アスコルビナーゼの働きを止める酢やレモン汁を加えるとよいでしょう。

にんじんのポタージュ風

184Kcal 食塩1.4g

た 5.3g　脂 8.8g　コ 25mg　繊 2.9g

材料（1人分）

にんじん70g、たまねぎ50g、バター5g、薄力粉5g、コンソメ1/2個、牛乳120cc、塩・こしょう各適量、パセリ適量

作り方

①にんじんとたまねぎは薄切りにする。②鍋にバターを溶かし❶を炒め、しんなりしてきたら薄力粉を加えて炒める。③❷にコンソメと水（分量外）をひたひたになるように加え、柔らかくなるまで煮る。④❸を裏ごしして牛乳を加え、塩・こしょうで味を調える。⑤器に入れ、パセリのみじん切りを散らす。

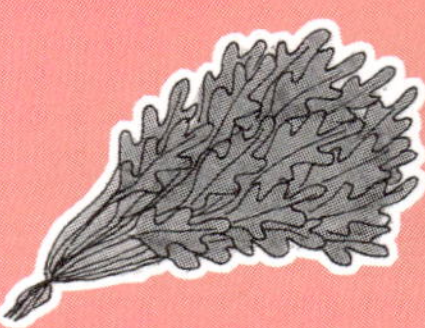

春菊

香り成分が自律神経の働きを整える

100g
22kcal
1束(200g)
44kcal
可食部198g

役立つ栄養素
β-カロテン
ビタミンC
食物繊維
など

そのほかの効能
がん
高血圧
便秘
かぜ
など

●抗酸化力の高いβ-カロテンたっぷり

たっぷり含まれているβ-カロテンとビタミンCには、ともに高い抗酸化作用があります。体内で活性酸素を除去してLDL（悪玉コレステロール）の酸化を抑制するため、動脈硬化を防いで血管を健康な状態に保つ効果を期待することができます。また、緑色の色素の成分・クロロフィルは、すぐれた抗酸化力をもつうえ、コレステロール値を低下させる働きもあります。糖質・脂質の代謝を促すビタミンB_2も豊富です。

●ミネラルの補給に役立つ

血液肥満解消のための食事制限をしていると、ビタミンやミネラルが不足しがちになります。春菊には骨を作るカルシウムや、ナトリウムを排出して血圧を下げるカリウム、貧血を予防する鉄などのミネラルが豊富。食事制限をしている人は積極的にとりたい野菜のひとつです。春菊の独特の香りは、ペリルアルデヒドなど、10種類ほどの香り成分によるもの。香りが自律神経に働きかけ、胃腸の働きを整える作用もあります。

●ビタミンCを守るなら生で

ビタミンCは熱に弱く、水にも溶けやすいので、加熱や水にさらす時間は短くするのがポイント。あくが少ないので、柔らかい葉の部分は生でもおいしく食べられます。β－カロテンは脂質と一緒にとると吸収率がアップするので、油を使って調理するか、脂質を含むものと一緒に食べるとよいでしょう。

春菊のサラダ風ナムル

37Kcal 食塩0.4g

た 1.3g　脂 2.9g　コ 0mg　繊 1.4g

材料（1人分）

春菊40g、しょうゆ小さじ1/4、Ⓐ[塩・こしょう少々、ごま小さじ1/2、ごま油小さじ1/2]

作り方

①春菊は固い茎の部分を取り除き、食べやすい大きさにざく切りする。
②❶にⒶを加え、全体によく味がしみこむようにあえる。

モロヘイヤ

β-カロテンの含有量ナンバーワン

100g
38kcal

1袋（100g）
38kcal

役立つ栄養素
β-カロテン ビタミンC ビタミンE 食物繊維 ムチン など

そのほかの効能
がん 高血圧 貧血 便秘 など

●抗酸化力に富むビタミンがたっぷり

β-カロテンの含有量が野菜の中でもっとも多く、ビタミンC、ビタミンEも豊富。活性酸素の働きを抑制してLDL（悪玉コレステロール）の酸化を防ぎ、動脈硬化を予防する働きがあります。ビタミンCとEを一緒にとることができる点もポイント。ビタミンCには、活性酸素を回収したビタミンEを再生させる作用があるため、抗酸化力がいっそう高まります。このほか、脂質や炭水化物をエネルギーに変える働きをするビタミンB_2や、コレステロール値の低下に役立つ食物繊維なども含まれています。

●ネバネバ成分が糖尿病を防ぐ

モロヘイヤを刻むと粘りが出ます。この粘り気の正体はムチン。糖の吸収を遅らせて血糖値の上昇を抑える働きがあり、糖尿病の予防に有効です。また、胃の粘膜を保護し、肝臓や腎臓の機能を高めて老化を防ぐ作用もあります。骨の健康を守るカルシウム、ナトリウムを排出して血圧を下げるカリウム、貧血を予防する鉄なども豊富。栄養が偏りがちな人のミネラルの補給源にぴったりです。

●調理法の工夫で栄養をむだなくとる

β-カロテンやビタミンEは脂溶性なので、油を使って調理をすると吸収率がアップします。水溶性のビタミンCやB_2をむだなくとるなら、加熱調理は短時間で。ゆでた後、水にさらすのも避けましょう。スープなどにして煮汁ごと食べるのもよい方法です。

モロヘイヤのかきたま汁

39Kcal 食塩0.9g

た 4.0g　脂 1.7g　コ 63mg　繊 1.8g

材料（1人分）

モロヘイヤ30g、たまご1/4個、だし汁3/4カップ、しょうゆ小さじ1/2、塩適量

作り方

①モロヘイヤは食べやすい大きさに切る。
②たまごを割りほぐしておく。
③鍋にだし汁、しょうゆ、塩を入れ、沸騰したら❶を加える。
④ひと煮立ちしたら、❷を糸状に落とし、静かに混ぜる。
⑤たまごが浮き上がったら火を止め、器に盛る。

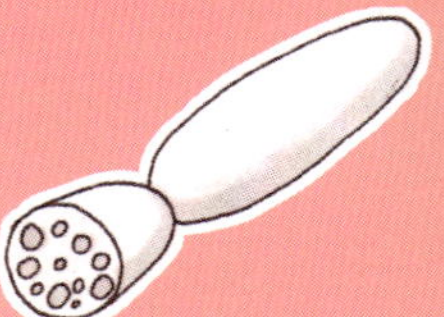

ビタミンCと食物繊維がたっぷり

れんこん

100g
66kcal

小1節（150g）
79kcal

可食部120g

役立つ栄養素

ビタミンC
食物繊維
ムチン
など

そのほかの効能

胃の病気
高血圧
便秘
など

●熱に強いビタミンCが抗酸化力を発揮

れんこんには、ビタミンCや食物繊維が豊富に含まれています。れんこんのビタミンCは、熱による損失が少ないのが特徴。加熱調理をしても抗酸化作用は高く、活性酸素によるLDL（悪玉コレステロール）の酸化を食い止めて動脈硬化を予防するのに役立ちます。

食物繊維は、腸内でコレステロール、中性脂肪、炭水化物などの吸収を妨げるほか、胆汁酸の排出を促してコレステロール値を下げる働きをしています。

ポリフェノールの一種であるタンニンには、脂肪を分解してエネルギーに変える作用があるため、肥満や血液肥満の予防・解消に効果的。コレステロールを低下させ、動脈硬化や高血圧を防ぐ働きもあります。

●ムチンの粘りが胃の働きを守る

れんこんを切ると粘りが出るのは、ムチンが含まれているため。ムチンは血糖値の上昇を抑えて糖尿病を予防するほか、胃の粘膜の保護などにも役立ちます。貧血を予防し、肝臓の働きを助けるビタミンB_{12}や、余分なナトリウムを排出して高血圧を防ぐカリウム、発がん抑制効果のあるペルオキシダーゼという酵素なども含まれています。

●ビタミンCの損失を防ぐには

水溶性のビタミンCやムチンを効率よくとるには、切ったものを水にさらさず、そのまま油で炒めるのが正解です。水にさらしたりゆでたりする場合は、できるだけ短時間で。

れんこんとアボカドのサラダ

106Kcal 食塩0.4g

た 1.5g　脂 7.6g　コ 3mg　繊 2.1g

材料（1人分）

れんこん50g、酢適量、アボカド20g、Ⓐ[マヨネーズ小さじ1、レモン汁小さじ1/5、塩・こしょう適量]

作り方

①れんこんは皮をむいて、小さめの乱切りにし、酢水につける。
②❶をゆで、ざるに上げて冷ます。
③アボカドは皮をむき、つぶして調味料Ⓐと混ぜておく。
④❷と❸をあえ、器に盛る。

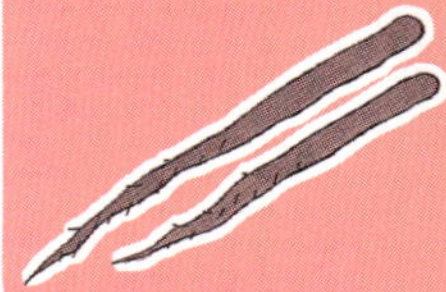

ごぼう

食物繊維のパワーでコレステロールを排出

100g
65kcal

1本（200g）
117kcal

可食部180g

役立つ栄養素
食物繊維 など

そのほかの効能
がん 糖尿病 便秘 美肌 など

●食べ過ぎの防止にも役立つ

野菜のなかでは食物繊維がもっとも多く含まれています。食物繊維は水分を吸ってふくらみ、腸内の有毒物質などと一緒に胆汁酸（消化液の一種である胆汁の主成分）を吸着し、体外に排出。新たな胆汁酸の合成を促し、血液中のコレステロール値を低下させます。

食物繊維にはほとんどエネルギーがないため、食事のかさを増やしてエネルギーのとり過ぎを防ぐのにも有効です。よくかまなければならないので早食いの防止にもつながり、適度なところで満腹感を感じることができます。

●がん予防に役立つリグニン

食物繊維は腸の動きを活発にし、便通を整えるのに役立ちます。不溶性食物繊維のリグニンには抗菌作用があり、がん予防にも有効だといわれています。また、水溶性食物繊維のイヌリンは、血糖値の上昇を抑えて糖尿病の予防に効果を発揮します。さらに腎機能を促進して利尿作用を高める働きもあるため、余分なナトリウムが効率よく排出され、高血圧の予防にもつながります。

●切った後、時間をおいてから調理を

リグニンには、切り口から発生し、時間がたつほど増える性質があります。切断面の多いささがきなどの切り方をし、少し時間をおいてから調理するのがおすすめです。有効成分は皮に多く含まれるので皮は厚くむかず、包丁で汚れをこそぎ落とす程度に。できるだけ皮まで食べるようにします。

ごぼうマリネ

97Kcal 食塩0.3g

た 0.9g　脂 6.6g　コ 0mg　繊 2.6g

材料（1人分）

ごぼう40g、たまねぎ20g、酢大さじ1/2、オリーブオイル大さじ1/2、塩適量

作り方

①ごぼうは皮をこそぎ5cmの長さに切る。包丁の柄で4〜6つに割って水につけ、あく抜きする。
②たまねぎは薄切りにし、酢とオリーブオイルを合わせる。
③熱湯に塩（分量外）を入れて❶を1〜2分ゆでる。
④ごぼう全体が透き通ってきたらざるに上げ、水気をきる。
⑤ごぼうが熱いうちに❷に漬け込み、あら熱が取れたら冷蔵庫で冷やす。

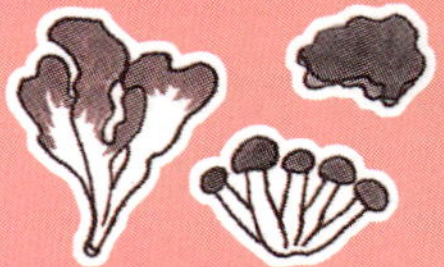

きのこ類

さまざまな特有成分の働きに注目

役立つ栄養素

食物繊維
など

そのほかの効能

がん
高血圧
糖尿病
骨粗しょう症
など

100g
18kcal
1個（15g）
2kcal
可食部11g
※しいたけの場合

●コレステロールの減少に役立つ

きのこ類に共通して豊富に含まれている成分が食物繊維。食物繊維は腸内でコレステロールや中性脂肪などの吸収を妨げるほか、胆汁酸（消化液の一種である胆汁の主成分）を吸収して排出する働きがあります。胆汁酸が排出されると体内で新たな胆汁酸が作られますが、このとき、蓄えられていたコレステロールが材料として使われるため、血液中のコレステロールの減少につながります。カルシウムの吸収を高めるビタミンD、脂質や糖質の代謝を助けるビタミンB_1のほか、強い抗がん作用をもつβ−グルカンなどが豊富なこともきのこ類の特徴です。

●しいたけの栄養

うまみ成分・エリタデニンには、ＬＤＬ

（悪玉コレステロール）を減らしてHDL（善玉コレステロール）を増やす作用があります。

●まいたけの栄養

まいたけには、特有の成分であるX－フラクションやMD－フラクションが含まれています。X－フラクションにはLDLの生成を抑えて、余分なコレステロールを排泄する作用があるため、動脈硬化の予防に役立ちます。MD－フラクションには、すぐれた抗がん作用が認められています。

●えのきだけの栄養

エネルギーの代謝に関わるビタミンB群が豊富。また、免疫力を高めてがん予防に役立つレンチナンなども含まれています。

きのこづくしのやまかけ

82Kcal 食塩1.5g

た 5.5g　脂 0.5g　コ 0mg　繊 5.9g

材料（1人分）

なめこ・しめじ・やまいも各30g、生しいたけ2枚、えのきだけ1/2袋、Ⓐ[だし汁大さじ2、うすくちしょうゆ大さじ1/2、みりん小さじ1]、青のり少々

作り方

①なめこは流水で洗い、ぬめりを取る。②残りのきのこは石づきを取ってから、しいたけは薄切り、しめじは小房に分ける。えのきだけは、食べやすい大きさにほぐす。③やまいもは皮をむいてすりおろす。④鍋にⒶを入れ煮立たせ、きのこを加えて強火で汁気がなくなるまで煮る。⑤器に❹を盛り、❸をかけ、青のりをふる。

壊れにくいビタミンCが活性酸素を撃退

じゃがいも・さつまいも

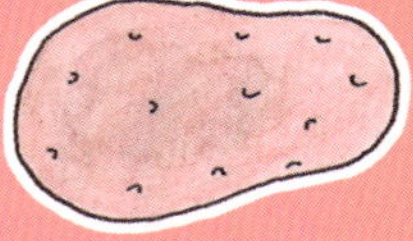

100g
76kcal
中1個(150g)
103kcal
可食部135g
※じゃがいもの場合

役立つ栄養素

ビタミンC
ビタミンE
食物繊維
など

そのほかの効能

がん
高血圧
便秘
など

●ビタミンCを効率よく補給

主成分は炭水化物ですが、ビタミンCや食物繊維も豊富。ビタミンCには活性酸素の発生を抑える働きがあり、LDL（悪玉コレステロール）の酸化を防いで動脈硬化を予防するのに役立っています。また、さつまいもやじゃがいものビタミンCには、加熱しても壊れにくいという特徴があります。食物繊維は、脂肪や糖質の吸収を抑え、胆汁酸（消化液の一種である胆汁の主成分）の排出を促してコレステロール値を低下させます。

●じゃがいもの栄養

じゃがいもの特徴は、カリウムがたっぷり含まれていること。カリウムには、余分なナトリウムを排泄する作用があるため、食塩のとり過ぎによる高血圧の予防・改善に効果的です。このほか、体内でエネルギーの代謝を助けるビタミンB1やナイアシンなども含まれています。

さつまいもの栄養

さつまいもには、高い抗酸化力をもつビタミンEも含まれています。ビタミンEは、ビタミンCと一緒にとると、活性酸素を撃退する働きがいっそう強まります。また、さつまいもを切ると白い汁がにじみ出してきますが、これはヤラピンという成分。便をゆるくする作用があり、食物繊維との相乗効果で便通を整え、動脈硬化や大腸がんの予防に役立ちます。ナトリウムの排泄を促すカリウムの含有量も多いので、高血圧の予防にも有効です。

じゃがいものきんぴら

94Kcal　食塩0.9g

た 1.4g　脂 4.1g　コ 0mg　繊 0.9g

材料（1人分）

じゃがいも50g、にんじん10g、サラダ油小さじ1、
Ⓐ［砂糖小さじ1/2、しょうゆ・酒・だし汁各小さじ1］

作り方

①じゃがいもは皮をむいてせん切りにし、水にさらしてからざるに上げる。
②にんじんは皮をむき、4〜5cm長さのせん切りにする。
③鍋に油を熱し、じゃがいも、にんじんを炒める。
④❸にⒶを加え、汁気がなくなるまで煮る。

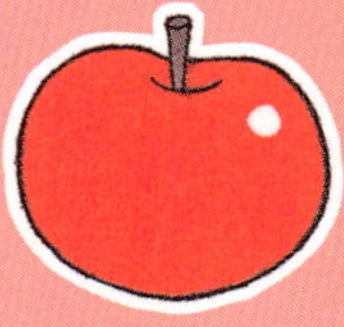

果物

ビタミンCと水溶性食物繊維がたっぷり

100g
54kcal

1個(300g)
138kcal

可食部255g

※りんごの場合

役立つ栄養素

ビタミンC
アントシアニン
ペクチン
(りんごの場合)
など

そのほかの効能

がん
高血圧
便秘
(りんごの場合)
など

●水溶性食物繊維がコレステロールを減らす

果物に豊富な栄養素の代表がすぐれた抗酸化力をもつビタミンＣ。動脈硬化を防ぐほか、免疫力を高めて感染症やがんを予防したり、副腎皮質ホルモンの生成を助けて体をストレスから守ったりする働きもあります。

多くの果物に含まれているペクチンも、注目したい成分のひとつ。水溶性食物繊維の一種で、腸の働きを整えるほか、ＬＤＬ(悪玉コレステロール)値を減らして、ＨＤＬ(善玉コレステロール)を増やす作用もあります。

果物の甘さは、糖質の一種である果糖によるものです。果糖は体内でエネルギー源として使われますが、余った分は脂肪に変わってしまうため、適量をとるようにすることが大切です。

りんごの栄養

整腸作用のあるペクチンのほか、余分なナトリウムの排泄を促すカリウムなどが豊富です。有効成分は皮に多く含まれているので、無農薬のものを皮ごと食べるのが理想。皮をむく場合は、できるだけ薄くむくようにします。皮に含まれるアントシアニンには、抗がん作用のほか、ウイルスに対する免疫力を高めたり、血栓を防いだりする作用もあります。

いちごの栄養

ビタミンCの含有量が非常に多く、約10粒で1日の必要量を満たすほど。ビタミンCは時間がたつと減少するので、へたをつけたまま洗い、その後すぐに食べるようにします。

フルーツゼリーのココナッツミルクがけ

60Kcal 食塩0.0g

た 1.3g　脂 0.1g　コ 0mg　繊 0.9g　※栄養価は1個分

材料（ゼリーカップ6個分）

いちご150g、キウイフルーツ100g、パイナップル50g、ゼラチン6g、水60cc、Ⓐ[水カップ1・1/2、グラニュー糖50g]、レモン汁小さじ1、ココナッツミルク75cc

作り方

①果物は大きさをそろえて切り、1個分ずつカップに入れる。②ゼラチンは水でふやかしておく。③鍋にⒶを入れて火にかける。④砂糖が溶けたら、レモン汁と❷を加え混ぜ合わせる。⑤❹をこし器でこし、あら熱を取ってカップに注ぎ入れ、冷蔵庫で冷やす。⑥ゼリーが固まったら器にのせ、ココナッツミルクをかける。

超低エネルギーのダイエット食品

こんにゃく

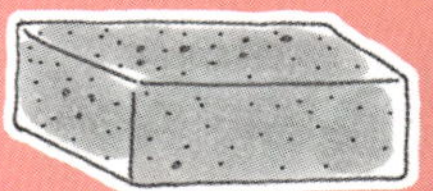

100g
5kcal
1枚(250g)
13kcal

役立つ栄養素

食物繊維
など

そのほかの効能

がん
糖尿病
高血圧
など

●料理のかさを増やしてエネルギーはそのまま

こんにゃくの約97%は水分。そのほかのおもな成分は、グルコマンナンという食物繊維です。グルコマンナンは人の消化酵素では分解できないため、消化されないまま腸に入り、腸内の有害物質や胆汁酸（消化液の一種である胆汁の主成分）を吸着して排出します。こうした働きは、脂質異常症や動脈硬化をはじめ、高血圧、がんなどの予防にも役立ちます。

食物繊維が豊富でエネルギーが低いこんにゃくは、食事制限の強い味方。料理に加えれば、摂取エネルギーはほとんど増やさずにかさを増やすことができます。おなかの中でふくらむので、満腹感も得やすくなります。

●各種ミネラルの補給にも

こんにゃくは腸の動きを活発にするため、

便秘解消にも効果的です。ただし、腸のぜん動運動が強過ぎるために起こる「けいれん性便秘」の場合は、腹痛などの原因になってしまうこともあるので注意が必要です。

また、カルシウム、カリウム、マグネシウム、鉄なども豊富。こんにゃくのカルシウムは、ほかの食品に含まれる物に比べて体に吸収されやすいことがわかっています。

●包丁を使わず、ちぎるのが正解

調理する際は、手でちぎって使います。味がしみやすくなるうえ、包丁で切るよりグルコマンナンの働きがよくなるといわれています。こんにゃくには白い物と黒い物がありますが、栄養価はほぼ同じです。

こんにゃくのみそ炒め

51Kcal 食塩0.8g

た 1.0g　脂 2.4g　コ 0mg　繊 1.8g

材料（1人分）

こんにゃく70g、みそ小さじ1、みりん小さじ1、サラダ油小さじ1/2、だし汁40cc、酒少々

作り方

①こんにゃくは手で一口大にちぎり、熱湯をかけて臭みを抜き、ざるに上げる。
②みそはみりんでのばしておく。
③フライパンに油を熱し、こんにゃくを炒める。
④だし汁と酒を加えてさらに炒め、煮汁が半分くらいになったら❷を加え、水気がなくなるまで炒める。

さば

IPAとDHAが中性脂肪値を下げる

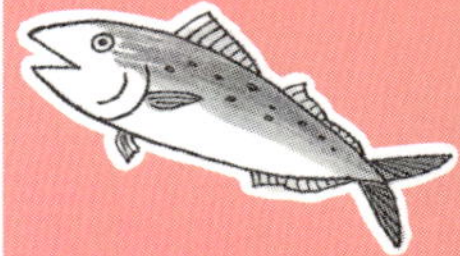

100g
202kcal

1切れ(100g)
202kcal

※まさばの場合

IPAやDHAには、肝臓での中性脂肪の合成を抑制する働きがあります。肝臓で作られる中性脂肪が減ると、それを体の各部へ運ぶVLDL（29ページ）も減少するため、中性脂肪値も低下していきます。また、IPAには血液が固まるのを防ぐ作用があるので、血栓の予防にも有効です。DHAは、LDL（悪玉コレステロール）を減らしてHDL（善玉コレステロール）を増やす作用にすぐれているほか、脳の機能を活性化して記憶力などを高めるのにも役立ちます。

役立つ栄養素

IPA
DHA
ビタミンE
など

そのほかの効能

高血圧
脳血管疾患
肩こり
視力低下
など

●IPAには血栓を防ぐ作用も

脂がたっぷりのったさばには、IPAやDHAがたっぷり含まれています。IPAやDHAはおもに青背の魚に多く含まれる脂質で、不飽和脂肪酸の一種です。

●ビタミンB群やミネラルも豊富

炭水化物や脂質の代謝を助けて脂肪の蓄積を防ぐビタミンB群や、肝機能を高めてコレステロールの排泄を促すタウリン、カルシウムの吸収を助けるビタミンDなども豊富。貧血の予防・改善に役立つ鉄や、糖尿病の予防に効果のあるクロムなども含まれています。

●ポイントは新鮮なうちに食べること

鮮度が落ちてＩＰＡやＤＨＡの酸化が進むと過酸化脂質が発生します。過酸化脂質の問題点は、体内で細胞膜を破壊する性質があること。酸化が進んでいることに気づかずに食べてしまうと、動脈硬化を引き起こす原因になりかねないので、注意が必要です。

揚げさばのおろし煮

237Kcal 食塩1.7g

たんぱく質 16.4g　脂質 13.5g　コレステロール 45mg　繊維 1.8g

材料（1人分）

さば70g、大根40g、長ねぎ5g、薄力粉適量、揚げ油適量、Ⓐ[だし汁50cc、砂糖大さじ1/2、しょうゆ大さじ1/2、酒大さじ1/2]

作り方

①骨を取り2cmのそぎ切りにしたさばに薄力粉をまぶし、170〜180℃の油で揚げる。
②大根はおろす。③鍋にⒶを入れ、ひと煮立ちさせる。
④長ねぎはしらがねぎにする。
⑤❸に❶❷を入れ、ひと煮立ちしたら器に盛って、ねぎを飾る。

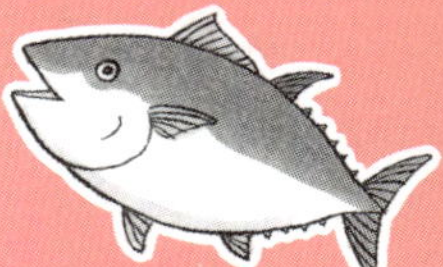

DHAのパワーでコレステロールを減らす

まぐろ

100g
125kcal

1食分（80g）
100kcal

※くろまぐろ・赤身の場合

役立つ栄養素

DHA
IPA
タウリン
など

そのほかの効能

高血圧
脳血管疾患
認知（痴呆）症
など

●血液肥満解消に役立つ成分がいろいろ

不飽和脂肪酸の一種であるIPAとDHAの含有量はトップクラス。どちらも中性脂肪値やコレステロール値を下げ、動脈硬化や高血圧を予防するのに役立つ成分です。ただし、LDL（悪玉コレステロール）を減らしてHDL（善玉コレステロール）を増やす作用はDHA、血液をサラサラに保って血栓を防ぐ働きはIPAのほうが強いなどの違いがあります。

たんぱく質を構成するアミノ酸の一種・タウリンも注目したい成分。肝臓でコレステロールを材料として作られる胆汁酸（消化液の一種である胆汁の主成分）の分泌を促すことによってコレステロール値を下げる働きがあります。このほか、肝機能を高めたり、交感神経の働きを抑えて高血圧を改善する作用もあります。

●ビタミンE、セレンが抗酸化作用を発揮

まぐろには、高い抗酸化力をもつビタミンEやセレンも含まれています。ビタミンEは有害な活性酸素の働きを抑え、動脈硬化のもとになるLDLの酸化を防ぎます。セレンはミネラルの一種で、DHAやIPAが酸化して発生する過酸化脂質を分解するのに役立つ成分。すぐれた抗酸化力を発揮するため、動脈硬化やがんの予防に有効だといわれています。

●目的に合わせて食べる部位を選ぶ

赤身にはたんぱく質、とろにはDHAやIPA、血合いにはビタミンEやタウリンが多く含まれています。部位によって栄養価が違うので、目的に合わせて選びましょう。

まぐろの南部焼き

159Kcal 食塩0.7g

た 20.8g 脂 5.7g コ 35mg 繊 1.0g

材料(1人分)

まぐろ70g、Ⓐ[しょうゆ小さじ1弱、酒小さじ1]、白ごま小さじ2、黒ごま小さじ1、薄力粉小さじ1

作り方

①まぐろはⒶで下味をつけ10分置いたら、余分な水分をふき取っておく。
②白ごまと黒ごまは混ぜ合わせておく。
③薄力粉を水(分量外)で溶いて❶をくぐらせ、ごまを全体にまぶす。
④グリルでごまがカリっとするまで弱めの中火で焼く。

いわし

血液肥満解消に役立つ成分がいっぱい

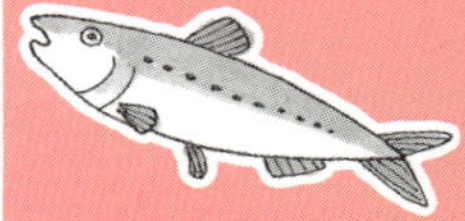

100g
217kcal
1尾(100g)
109kcal
可食部50g
※まいわしの場合

役立つ栄養素
DHA
IPA
タウリン
など

そのほかの効能
高血圧
脳血管疾患
骨粗しょう症
など

●たっぷりの脂肪に有効成分が

脂肪が多く、DHAとIPAもたっぷり。

DHA、IPAは不飽和脂肪酸の一種で、中性脂肪値やコレステロール値を下げて血液肥満を予防・改善する働きがあります。DHAは脳の機能を活性化して記憶力や学習能力を高めるほか、発がんに関わる成分の合成を抑えてがんを防ぐ効果もあるといわれています。

アミノ酸の一種・タウリンもコレステロール値のコントロールに有効。タウリンには肝臓での胆汁酸の分泌を活発にする働きがありますが、胆汁酸が作られる際、材料としてコレステロールが使われます。そのため、コレステロール値も低下していくことになります。

●骨の健康を守るカルシウムも豊富

骨や歯の材料となるカルシウムやマグネシ

ウムのほか、カルシウムの吸収を助けるビタミンDも豊富。また、いわし特有のたんぱく質「いわしペプチド」は、最近注目を集めている成分のひとつです。血圧の上昇を抑える作用があることから、各種のサプリメントなどにも利用されています。

●干物より新鮮な生がおすすめ

DHAやIPAは光や熱によって酸化されやすい物質。酸化が進むと、動脈硬化などの原因となる過酸化脂質が発生するので、干した物より、生の物を選び、鮮度が落ちないうちに食べることが大切です。また、カルシウムを効率よくとるためには、調理法を工夫して骨ごと食べるようにするとよいでしょう。

いわしのつみれ汁

143 Kcal 食塩 1.8g

た 11.6g 脂 7.4g コ 33mg 繊 1.0g

材料（1人分）

いわし1尾、しょうが1/2かけ、長ねぎ3g、Ⓐ[酒少々、みそ小さじ1]、だし汁3/4カップ、大根20g、にんじん10g、Ⓑ[しょうゆ小さじ1/2、酒小さじ1/3、みりん小さじ1/3、塩適量]、あさつき少々

作り方①いわしはおろして包丁でたたき、すり鉢に入れよくする。②❶にみじん切りしたしょうが、刻んだねぎ、Ⓐを加え、よく練る。③鍋にだし汁、いちょうに切った大根、にんじんを入れて火にかけ、柔らかくなったらⒷを加える。④❸に一口大に丸めた❷を加え、浮き上がってきたら火を止める。⑤器に盛り、あさつきを散らす。

豊富な脂質が栄養のもと

はまち（ぶり）

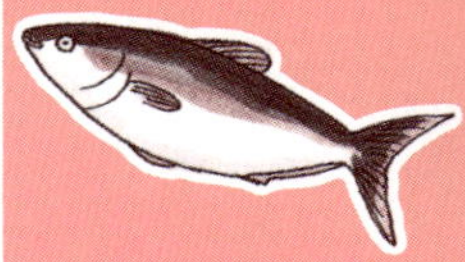

100g
256kcal

1食分（80g）
205kcal

※はまちの場合

役立つ栄養素

DHA
IPA
タウリン
など

そのほかの効能

高血圧
脳血管疾患障害
虚血性心疾患
認知（痴呆）症
など

●天然のぶりより脂肪が多い

一般に、養殖のぶりのことを「はまち」と呼びます。えさの関係で天然のぶりより脂肪が多く、その分ＤＨＡやＩＰＡの含有量も豊富です。ＤＨＡ、ＩＰＡは不飽和脂肪酸の一種。中性脂肪値やコレステロール値を下げ、動脈硬化などの病気を予防します。ＩＰＡには血栓を防ぐ作用もあるので、虚血性心疾患や脳血管疾患の予防にも有効です。ＤＨＡは脳の機能を活性化し、記憶力や学習能力を高めるのにも役立ちます。

●血合いにはタウリンが豊富

とくに血合いの部分に多く含まれているのがタウリンです。たんぱく質を構成するアミノ酸の一種で、肝機能を高めてコレステロール値を低下させる働きがあります。また、不飽和脂肪酸の一種であるパルミトオレイン酸の含有量も豊富。脳の血管に栄養を補い、血管壁を丈夫にするのに役立つ成分です。IPAやDHAと違って酸化しにくいことも特徴のひとつです。

●鮮度が落ちないうちに調理を

ほかの青背の魚と同様、新鮮な物を食べることがいちばんのポイント。鮮度が落ちるとDHAやIPAの酸化が進み、細胞や組織に悪影響を与える過酸化脂質が発生してしまうからです。はまちには強い抗酸化力をもつビタミンEも含まれているので、酸化を防ぐ効果も多少は期待できますが、やはりあまり時間をおかずに食べるのが基本です。

はまちのたたき風

217Kcal　食塩1.4g

た 16.6g　脂 14.6g　コ 58mg　繊 0.5g

材料（1人分）

はまち（刺身用）80g、長ねぎ1/4本、青じそ2枚、Ⓐ[しょうゆ大さじ1/2、おろししょうが小さじ1/4]

作り方

①ねぎと青じそはせん切りにし、氷水に入れ、シャキッとしたら、ざるに上げて水をきる。
②はまちを網でさっと焼き、氷水に取る。
③❷は水気をよくふき、皿に並べる。
④❸に❶の野菜を盛りつけ、しょうゆとしょうがを合わせたⒶをかけていただく。

食事制限で不足しがちな鉄の補給に

レバー

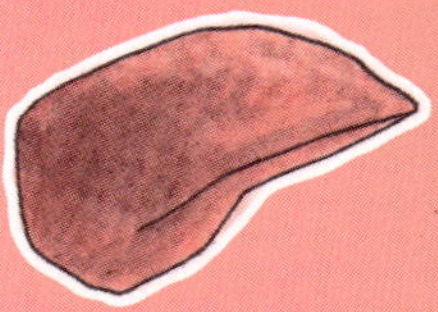

100g
128kcal
1切れ（20g）
26kcal

※豚レバーの場合

役立つ栄養素
鉄 ビタミンA など

そのほかの効能
がん 貧血 肝臓強化 眼精疲労 など

●食事制限中のミネラル補給に

レバーは、筋肉（内臓以外の部位）に比べてエネルギーが低く、ビタミンやミネラルが豊富。血液肥満解消のためにダイエットをする際、不足しがちなビタミン・ミネラルを効率よく補給することができる食品です。

いちばんの特徴は、鉄の豊富さです。鉄のおもな働きは、血液中の赤い色素であるヘモグロビンの成分になり、各組織に酸素を運ぶこと。鉄が不足すると体が酸欠状態になり、貧血を起こします。無理な食事制限によるダイエットも、鉄不足を招くことがあります。

●吸収率の高い動物性食品のビタミンA

レバーには、ビタミンAもたっぷり。筋肉の部分と比較すると、含有量は数百倍にもなります。肉類のビタミンAは「レチノール」と呼ばれます。植物性食品のビタミンAはβ－カロテンの形で含まれ、体内でビタミンAに変換されますが、レチノールの場合は体内でそのまま吸収されます。β－カロテンより吸収率が高く、粘膜や皮膚の強化、目の病気の予防などに役立ちます。

●コレステロールの多さに注意

気をつけたいのは、レバーにはコレステロールも多く含まれているということ。コレステロール値が高い人の場合、1日のコレステロール摂取量を300㎎以下に抑えるのが理想です。レバーを食べるときは、ほかのおかずとの栄養バランスを考えながら、コレステロールをとり過ぎないように工夫しましょう。

レバーのカレー風味揚げ

183Kcal 食塩0.4g

た 12.7g　脂 5.4g　コ 150mg　繊 1.1g

材料（1人分）

豚レバー60g、カレー粉小さじ1強、片栗粉大さじ2弱、塩・こしょう少々、揚げ油適量

作り方

①レバーは食べやすい大きさにスライスし、よく洗う。牛乳（分量外）に30分ほど漬けて臭みを抜いたら、再度よく洗い、水分をふき取る。
②カレー粉と片栗粉は合わせておく。
③塩・こしょうで下味をつけ、❷をまぶし、余分な粉をはたいておく。
④180℃に熱した油で色よく揚げる。

大豆たんぱくが血液肥満を解消

大豆・大豆製品

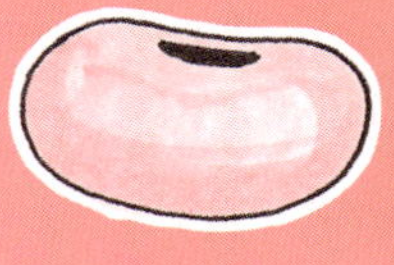

100g
417kcal
1カップ（170g）
709kcal
※大豆・乾燥の場合

役立つ栄養素
食物繊維
大豆たんぱく
サポニン
イソフラボン
など

そのほかの効能
高血圧
骨粗しょう症
認知（痴呆）症
など

●コレステロールを減らす大豆たんぱく

大豆に含まれるたんぱく質（大豆たんぱく）には、コレステロール値を下げる働きがあります。そのうえ大豆たんぱくが消化される過程でできる物質（胆汁酸結合性ペプチド）が胆汁酸（消化液の一種である胆汁の主成分）の排出を促すため、コレステロール値を下げる働きがさらに強まります。

えぐみや渋みの成分である大豆サポニンは、強い抗酸化作用をもつ成分。脂質の酸化を防いで代謝を促し、中性脂肪値やコレステロール値を低下させます。また、レシチンには血管の内壁にこびりついたコレステロールや中性脂肪を溶かし、排出させる作用があります。

●イソフラボンには抗酸化作用も

大豆特有の成分であるイソフラボンは抗酸

化力が高く、さらにLDL（悪玉コレステロール）を減らしてHDL（善玉コレステロール）を増やすのにも役立ちます。コレステロールの吸収を妨げるカンペステロールや食物繊維、抗酸化作用のあるビタミンEなども豊富です。

●油揚げなどは油抜きして調理を

大豆は、加工しても栄養成分が大きく変わることはありません。ただし、おからを取り除いてある豆腐類は食物繊維の含有量が少なくなっています。また、揚げてから時間がたった油揚げなどには要注意。油が酸化し、体に悪影響をおよぼす過酸化脂質が生じている可能性もあります。製造日が新しい物を選び、油抜きしてから調理すると安心です。

大豆のチリビーンズ

287Kcal 食塩1.9g

た 20.9g　脂 15.0g　コ 34mg　繊 7.3g

材料（1人分）

大豆（水煮）75g、牛ひき肉50g、たまねぎ1/4個、トマト（水煮缶詰）100g、にんにく1/4片、サラダ油適量、チリパウダー適量、塩・こしょう・砂糖各少々、コンソメ1/4個

作り方①たまねぎはみじん切り、トマトは角切り。②鍋に油を熱し、みじん切りにしたにんにくを弱火で炒め、香りが出てきたらたまねぎを加える。③ひき肉を入れてよく炒める。余分な油は紙などで吸い取っておく。④塩・こしょう、チリパウダーで味つけし、トマトと砂糖を入れ、ひたひたまで水を加える。⑤大豆、コンソメを加え弱火で煮込む。

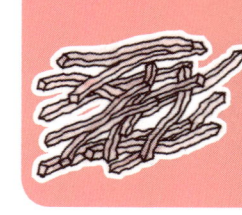

切り干し大根

食物繊維たっぷり！ダイエットの味方

100g
279kcal

1食分(15g)
42kcal

役立つ栄養素

食物繊維
など

そのほかの効能

心筋梗塞
骨粗しょう症
貧血
便秘
など

●大根の15倍の食物繊維を含む

切り干し大根は、大根を細く切って乾燥させたものですが、含まれる栄養素が生の大根とは大きく違います。第一の特徴が、食物繊維の多さ。生の大根（根の部分）と比べた場合の含有量はおよそ15倍にもなります。食物繊維は消化・吸収されないまま腸内を通過して排出されますが、その際、腸内の有害物質や中性脂肪、コレステロールなどを吸着し、一緒に体外に持ち出す性質があります。同時に、コレステロールから作られる胆汁酸（消化液の一種である胆汁の主成分）の排出を促すため、血液中のコレステロールを減らすのにも役立ちます。

●がん予防にも有効な不溶性食物繊維

とくに多く含まれているのは、不溶性食物

繊維の一種であるリグニン。腸内の有害物質を排出する働きに加えて抗菌作用もあるため、がん予防にも有効だといわれています。

●カルシウムなどのミネラル補給にも

骨や歯の健康を守るカルシウムも豊富。貧血の予防・改善に役立つ鉄や、ナトリウムを排出して血圧の上昇を抑えるカリウム、細胞の生成を助けて脳の機能を活性化させる亜鉛なども多く含まれています。こうしたミネラル類は、血液肥満解消のための食事制限によって不足しがちなもの。低エネルギーの切り干し大根はダイエット中でも安心してたっぷり食べられるので、ミネラルの補給源としてもおすすめです。

切り干し煮

113Kcal 食塩1.0g

た 2.5g　脂 5.7g　コ 0mg　繊 3.4g

材料（1人分）

切り干し大根15g、にんじん10g、油揚げ5g、サラダ油小さじ1、Ⓐ[だし汁1/3カップ、砂糖小さじ1/2、しょうゆ小さじ1]

作り方

①切り干し大根は水洗いをし、ぬるま湯で戻して水気をきる。にんじんは5cmのせん切り。
②油揚げは熱湯をかけて油抜きをし、短冊に切る。
③鍋に油を熱し、❶を入れて炒める。
④❸にⒶと❷を加えて煮る。

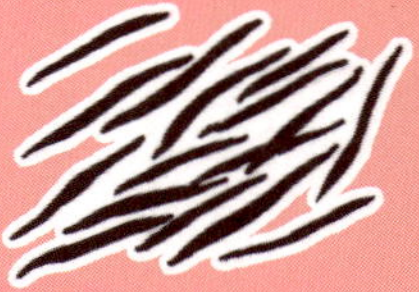

ひじき

ミネラルを効率よくとり入れられる

100g
139kcal

1食分（8g）
11kcal

役立つ栄養素

食物繊維
など

そのほかの効能

高血圧
糖尿病
骨粗しょう症
貧血
など

●骨を作るカルシウムの補給に

　血液肥満の予防・改善のために欠かせないのが食事制限ですが、正しい知識に基づいて行わないと栄養が偏ってしまうこともあります。とくに不足しがちなのが、ビタミンやミネラル。海藻類にはミネラルが豊富ですが、なかでもとくに栄養価が高いのがひじきです。カルシウム、鉄、食物繊維などの含有量は、海藻類の中でもトップクラスです。

　とくに体内で効率よく吸収されるのがカルシウム。カルシウムは、一定の割合のマグネシウムと一緒にとることで吸収率が高まりますが、ひじきに含まれるマグネシウムの割合はまさに理想的。カルシウムを無駄なく生かすことができるため、骨粗しょう症の予防・改善に有効です。

鉄やヨウ素、クロムなどの成分も

ひじきにたっぷり含まれている鉄は、血液の赤い色のもとであるヘモグロビンの成分になります。ヘモグロビンの役割は、体中に酸素を運ぶこと。鉄が不足すると体が酸欠状態になり、貧血の症状が現れます。このほか、甲状腺ホルモンを作って代謝を活発にするヨウ素、糖尿病や動脈硬化を防ぐクロムなどの栄養素も豊富に含まれています。

食物繊維で血液肥満を撃退

食物繊維は、コレステロール、中性脂肪、炭水化物などの吸収を妨げます。同時に胆汁酸を吸着して排出するため、コレステロール値を下げるのに役立ちます。

ひじき入りメンチカツ

341Kcal 食塩0.8g

た 15.7g　脂 23.2g　コ 85mg　繊 3.2g

材料（1人分）

ひじき大さじ1、たまねぎ20g、合びき肉60g、塩・こしょう・薄力粉・溶きたまご・パン粉・揚げ油各適量

作り方

①ひじきは水で戻し、熱湯をくぐらせて水気をきっておく。たまねぎはみじん切りする。
②ボウルに肉、たまねぎ、ひじき、塩・こしょうを加え、しっかりこねる。
③❷を小判型に丸め、薄力粉、溶きたまご、パン粉の順につけ、180℃の油で揚げる。
④好みによりソースなどをかけていただく。

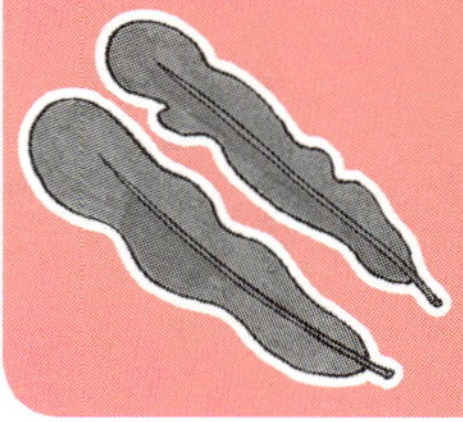

海藻類

食物繊維が豊富な低エネルギー食品

100g
145kcal
10cm角（10g）
15kcal
※まこんぶの場合

役立つ栄養素

食物繊維
など

そのほかの効能

高血圧
骨粗しょう症
便秘
など

●料理のかさを増やすのにも便利

こんぶやわかめに代表される海藻類で、まず注目したいのは、エネルギーが低く食物繊維が豊富なこと。料理に加えれば、エネルギー量はほとんど変えずにかさを増やすことができるため、食事制限に役立ちます。

また、コレステロール値を下げる作用があることも見逃せません。食物繊維には、腸内で中性脂肪やコレステロール、炭水化物の吸収を妨げるほか、胆汁酸（消化液の一種である胆汁の主成分）を吸着して便と一緒に排出する性質があります。排出された分を補うために体内で新たに胆汁酸が作られる際、材料としてコレステロールが使われるため、結果的に血液中のコレステロールも減少していくのです。

こんぶの栄養

水につけたときのぬめりの正体は、水溶性食物繊維であるアルギン酸やU－フコイダン。アルギン酸は血圧、コレステロール、血糖値の低下に、U－フコイダンはがんの抑制に効果があります。新陳代謝を促すヨウ素や、骨粗しょう症の予防に欠かせないカルシウムなども含まれています。

わかめの栄養

アルギン酸をはじめとする食物繊維のほか、すぐれた抗酸化力をもつβ－カロテンの含有量が豊富。骨を作るカルシウムやマグネシウム、高血圧を防ぐカリウム、貧血を防ぐ鉄など、さまざまなミネラルも含まれています。

わかめのごま酢あえ

34Kcal 食塩0.3g

た 1.4g　脂 1.1g　コ 2mg　繊 2.1g

材料（1人分）

わかめ（乾燥）5g、にんじん5g、しょうが（薄切り）1枚、長ねぎ3g、しらす干し小さじ2/3、
Ⓐ[砂糖3g、酢小さじ1/2、塩少々、すりごま小さじ1]

作り方

①Ⓐはボウルに入れて混ぜる。わかめは水で戻し、よくしぼってから、ざく切りにする。
②にんじん、しょうがは細いせん切り、長ねぎはみじん切りにする。
③❶に❷としらす干しを入れてあえる。

緑茶・ウーロン茶

苦味の成分が血液肥満を撃退

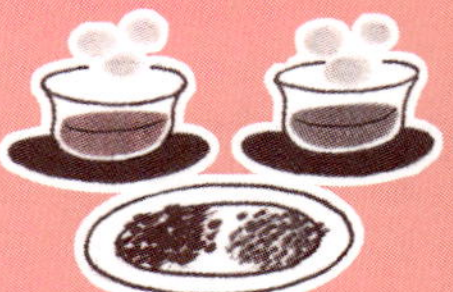

100g
2kcal

200cc（195g）
4kcal

※緑茶・せん茶浸出液の場合

役立つ栄養素

カテキン
ビタミンC（緑茶）
ウーロン茶ポリフェノール（ウーロン茶）
など

そのほかの効能

がん
高血圧
かぜ
など

●カテキンが動脈硬化を効果的に予防

お茶類にはポリフェノールの一種であるカテキンが含まれています。苦味や渋みの成分であるカテキンは強い抗酸化作用をもっており、体内での活性酸素の発生を抑えてＬＤＬ（悪玉コレステロール）の酸化を防ぎます。さらにコレステロールから作られる胆汁酸（消化液の一種である胆汁の主成分）の排出を促し、血液中のコレステロールを減らす作用もあるため、血液肥満を予防・改善して動脈硬化を防ぐのに効果的。このほか、血圧や血糖値をコントロールする働きも認められています。

●緑茶の栄養

お茶類のなかでも、緑茶はとくにカテキンが豊富。すぐれた抗酸化力をもつビタミンＣや、高血圧の予防・改善に効果のあるカリウムなども含まれています。また、茶葉を料理に加えてそのまま食べた場合は、ビタミンEやβ−カロテンも補給することができます。

●ウーロン茶の栄養

カテキンの含有量は緑茶より少ないのですが、注目したいのは、特有成分であるウーロン茶ポリフェノールです。ウーロン茶ポリフェノールは、中性脂肪を分解する酵素・リパーゼを活性化。中性脂肪を遊離脂肪酸（23ページ）に分解し、エネルギーとして使われるのを手助けします。そのため、ウーロン茶を飲んだ後軽い運動をすると、脂肪組織に蓄えられている中性脂肪を効率よく減らすことができるといわれています。

お茶クッキー

180 Kcal 食塩 0.2g

た 2.0g　脂 10.7g　コ 53mg　繊 0.7g　※栄養価は2枚分

材料（20枚分）

緑茶5〜10g、バター120g、砂糖40g、卵黄1個分、薄力粉180g

作り方

①バターは室温に戻し、砂糖を加え白っぽくなるまで混ぜる。②❶に細かく砕いた緑茶と卵黄を加え、さらに混ぜる。③ふるった薄力粉を入れ、さっくりと混ぜる。④ひとまとめにし、ラップに包んで直径4〜5cmの棒状にして、冷蔵庫で30分以上ねかせる。⑤5mmくらいの厚さに切り、クッキングシートを敷いた天板に並べて、180℃のオーブンで15〜20分焼く。

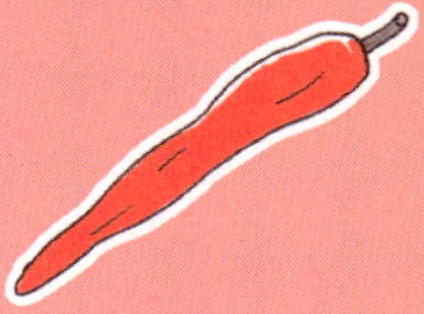

とうがらし

辛みのもとが体内の脂肪を分解

100g
345kcal

3本（1g）
3kcal

※へたを除いた乾燥品の場合

役立つ栄養素
カプサイシン カプサンチン など

そのほかの効能
高血圧 冷え性 食欲不振 消化不良 など

●食べた直後から脂肪の分解が始まる

とうがらしに含まれるカプサイシンは、ダイエット効果がある成分として有名です。カプサイシンは中枢神経を刺激してアドレナリンを放出させ、中性脂肪を分解する酵素・リパーゼを活性化。中性脂肪の分解を促し、血液肥満を改善します。運動によって脂肪を分解するためには、一定の時間運動を続ける必要がありますが、カプサイシンによる脂肪の分解は、食べた後すぐに始まるのが特徴です。また、赤い色素に含まれるカプサンチンには、すぐれた抗酸化作用があります。

●高血圧を防ぐ効果も

とうがらしの辛みを加えると、塩分控えめの料理もおいしく食べられるようになるため、高血圧の予防・改善にも有効です。

第4章

血液肥満を解消する運動と生活習慣

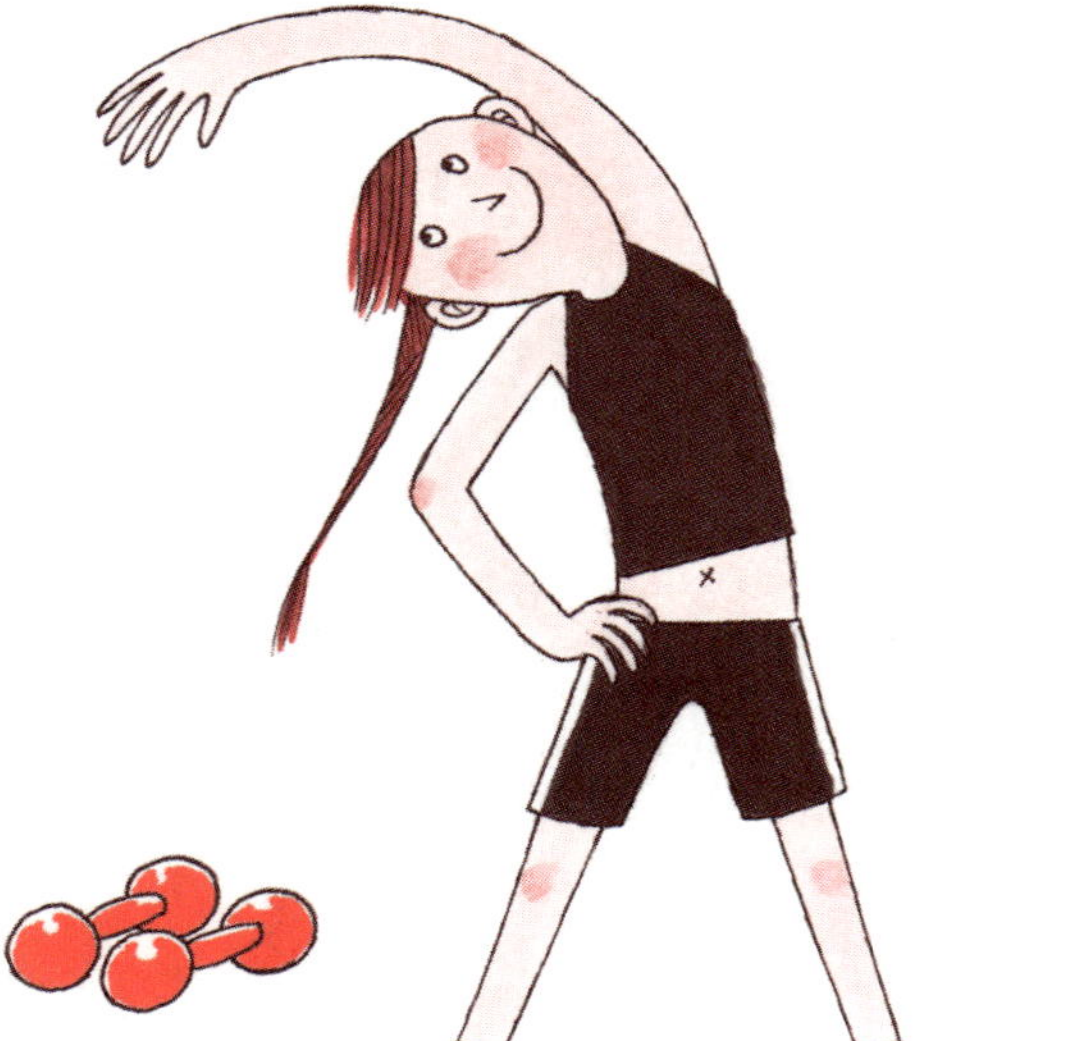

中性脂肪を減らす運動の効果とは

脂肪を燃やしてエネルギーに変える

血液肥満の予防・改善には、食事療法に加えて適度な運動が必要です。体を動かすと血行がよくなり、筋肉などに多く存在する「リポたんぱくリパーゼ」の働きが活発になります。リポたんぱくリパーゼは酵素の一種で、体内に蓄えられている中性脂肪を遊離脂肪酸に分解し、エネルギーとして使われやすくする作用があります。

運動によって中性脂肪が燃えると、当然、血液中の中性脂肪値が下がります。すると、中性脂肪値と反比例の関係にあるＨＤＬ（善玉コレステロール）の値がアップします（32ページ）。その結果、全身の組織から余分なコレステロールを回収する作用が高まり、総コレステロール値の上昇を防いで動脈硬化の進行を食い止めるのに役立ちます。また、ある程度の期間、運動を続けると、悪玉であるＬＤＬが減っていくこともわかっています。

運動には、血圧を下げたり、インスリン

の働きを活発にしたりする効果もあります。動脈硬化の悪化によって引き起こされる虚血性心疾患や脳血管疾患を防ぎ、糖尿病を改善するのにも有効です。

筋肉を増やし、太りにくい体を作る

日常的に運動することによって、体の筋肉量が増えることも大切なポイントです。人間は、呼吸をしたり体温を保ったりするためにもエネルギーを消費しています。こうしたエネルギーは、生命を維持するために必要なもの。体をまったく動かしていないときにもつねに使われており、「基礎代謝」と呼ばれています。そして、さまざまな体の組織の中でもっとも基礎代謝が高いのが筋肉なのです。

つまり、筋肉の量が多いほど、じっとしていても使われるエネルギー量が多いということ。同じ体重でも脂肪が少なく筋肉量が多い人のほうが基礎代謝が高く、その分、消費エネルギー量も多くなります。消費エネルギーが多ければ、体内で使われずに余り、脂肪として蓄えられるエネルギーが少なくなります。体を動かして筋肉を増やすことは、脂肪がたまりにくい体作りにもつながるのです。

血液肥満の改善に役立つ有酸素運動

運動で体内に酸素を取り込む

運動は、「有酸素運動」と「無酸素運動」の2種類に分けられます。有酸素運動とは、酸素をたくさん取り込み、時間をかけて行う運動。無酸素運動とは、息を止めて一気に力を出すような運動のことです。

血液肥満の改善に役立つのは、おもに有酸素運動。中性脂肪を分解する酵素の一種「リポたんぱくリパーゼ」は、体内に酸素がたくさんあるほど活発に働くからです。

軽い運動を続けることが大切

血液肥満の改善には、軽い運動をある程度続けることが有効。体を動かすとき、まずエネルギーとして使われるのは糖質です。中性脂肪が分解されてエネルギー源となるのはその後。運動を始めてから20〜30分ほどたってからなのです。脂肪を効率よく燃やすためには、1回に20〜30分ぐらい運動を続けるのが理想。それが難しい場合は数回に分けて考え、1日の運動の合計時間が最低でも30分以上になるようにするとよいでしょう。

筋肉を増やす運動も組み合わせて

日常的に行いたいのは有酸素運動ですが、できれば無酸素運動も適度に組み合わせていくのがおすすめです。無酸素運動は筋肉をきたえるのに効果的な運動。筋肉の量を増やして基礎代謝（135ページ）を高め、太りにくい体を作るのに役立ちます。ただし、無酸素運動は血圧を上昇させ、心臓にも負担をかけます。安全に行うため、事前に医師のチェックを受けましょう。

有酸素運動と無酸素運動の特徴

有酸素運動	・呼吸しながら行う ・エネルギー源をゆっくり燃やす ・血圧の急激な上昇はなく、心臓への負担も軽い ・ある程度の時間続けると、脂肪がエネルギー源として使われる ・ウォーキング、ジョギング、水泳、サイクリングなど
無酸素運動	・呼吸を止めて行う ・瞬間的に大きな力を出す ・血圧が急激に上昇し、心臓への負担も大きい ・エネルギー源は糖質。脂肪はほとんど燃焼しない ・短距離走、筋肉トレーニングなど

1日の運動量の目安

消費エネルギーの目安

血液肥満を改善するためには、一般成人の場合、1週間に約7000〜10000キロカロリー、1日当たり約1000〜1500キロカロリーを消費する程度の運動が適しているとされています。

運動の効果を出すためには、定期的に長期間続けることが必要です。理想は毎日行うことですが、それが無理な場合でも、週に3日は運動を心がけましょう。間隔があいてしまうと効果が出ないので、1日おきぐらいに体を動かすのを目安にします。また、運動の効果が現れるのには時間がかかるので、効果を実感できなくても最低3カ月は続けてみることが大切です。

長く続けるためのコツは、ひとりで手軽にできることと、楽しめること。特別な器具や場所、パートナーなどが必要なものだと、長続きさせるのが難しくなってきます。また、楽しめる要素がまったくないと、運動すること自体がつらくなってしまいます。

自分の好みや体力に合わせて、無理なく続けられるものを選びましょう。

運動を始める前に医師のチェックを

血液肥満が進んでいる場合は、運動を始める前に必ず医師のチェックを受けること。体調によっては、運動するのが危険な場合もあるからです。診断結果をふまえて、運動の強さや量、安全な方法などを医師に相談してみましょう。また、日ごろ運動不足の人は、最初から無理をする必要はありません。できる範囲のことから始め、徐々に運動量を増やしていくようにしましょう。

運動で消費するエネルギー量

運動の種類	運動時間（分）	エネルギー消費量（kcal）			
		50kg の人	60kg の人	70kg の人	80kg の人
速歩	10	25	30	35	40
水泳	10	60	75	85	100
自転車（軽い負荷）	20	55	65	75	85
ゴルフ	60	130	155	185	210
軽いジョギング	30	130	155	185	210
ランニング	15	90	110	130	145
テニス（シングル）	20	105	125	145	170

（厚生労働省「エクササイズガイド2006」）

運動の強さの目安

軽く汗ばむ程度の運動が適当

運動は、自分に合った強さで行うことが大切です。運動強度（1回の運動量や体にかかる負担）が弱過ぎると効果が低く、反対に強過ぎると体に負担をかけることになります。脂肪を燃やすのに役立つ有酸素運動でも、運動強度が強過ぎると筋肉が疲労し、運動量のわりに燃焼する脂肪の量が少なくなってしまいます。

運動強度をはかる方法のひとつが、運動をしているときの感覚です。血液肥満を改善するためなら、それほどきつくなく、軽く汗ばむ程度の運動が適当です。苦しさを感じたり、汗びっしょりになったりするのは運動強度が強過ぎる証拠。反対に、もの足りない感じがしたり、ある程度続けても汗がまったく出ないような場合は、運動強度が弱過ぎるといえます。

運動前後の脈拍から判断する

運動強度が適当かどうかを知るために、

脈拍を目安にする方法もあります。運動の目的が血液肥満の改善なら、年代に合わせて、下の表にまとめた数値を目安にするとよいでしょう。

脈拍を測るときは、人さし指、中指、薬指の3本をそろえて、反対側の手首に当てます。10秒間の脈拍を数え、6倍したものが1分間の脈拍数になります。

脈拍数は体調によっても変化します。運動する前後に脈拍をはかる習慣は、その日の体調に合わせて運動強度を調節したり、無理せず運動を休んだり、という判断にも役立ちます。

目標心拍数の目安

①運度前の脈拍数
10秒間の脈拍を数え、それを6倍する。
10秒間の脈拍数×6＝1分間の脈拍数

②運動直後の脈拍数

	20歳代	30歳代	40歳代	50歳代	60歳代
1週間の運動時間（分）	180	170	160	150	140
目標心拍数（拍/分）	130	125	120	115	110

（厚生省「平成元年　健康づくりのための運動所要量」）

安全に運動を続けるために

準備運動・整理運動を欠かさずに

運動の前後には、軽い準備運動・整理運動を行います。準備運動の目的は、筋肉や関節をほぐし、体がスムーズに動くようにすること。血圧の急激な上昇を防ぎ、心臓への負担を軽くする効果もあります。準備運動をせずにいきなり激しい運動を始めるのは、けがや虚血性心疾患の発作などを招く原因になります。とくに筋肉や関節が冷えてこわばっている寒い季節は、きちんと準備運動をしましょう。整理運動は、呼吸や脈拍を少しずつ下げ、筋肉の緊張をほぐして筋肉痛を予防するのに役立ちます。

ストレッチで体をほぐす

準備運動・整理運動にぴったりなのがストレッチです。ストレッチの基本は、息を止めず、ゆっくりと行うこと。反動をつけずに、無理なく伸ばせるところまで体を動かします。ひとつのポーズで10秒ほど静止し、左右交互に行うのが基本です。

準備運動・整理運動におすすめのストレッチ

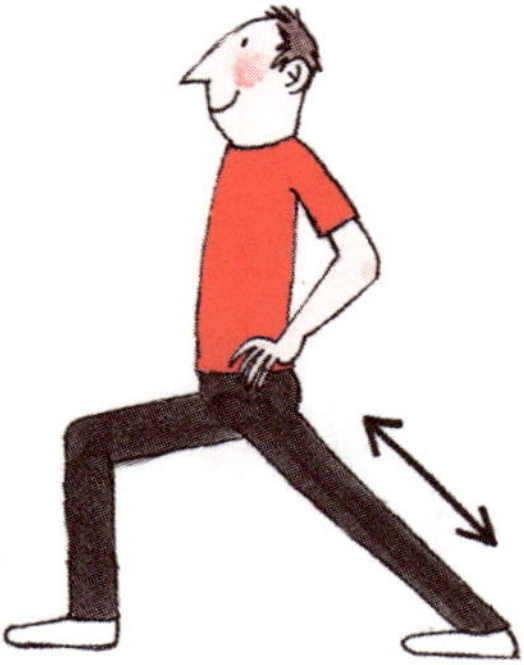

ふくらはぎとアキレス腱を伸ばす

足を前後に開き、かかとをつけたまま、重心を前の足にかける

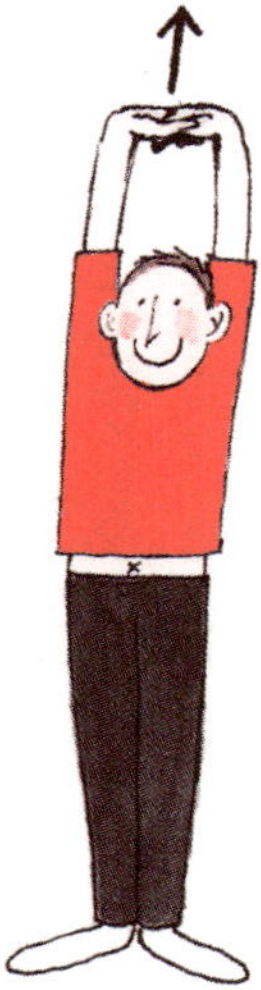

全身を伸ばす

両手を頭の上で組み、まっすぐ上に伸ばす

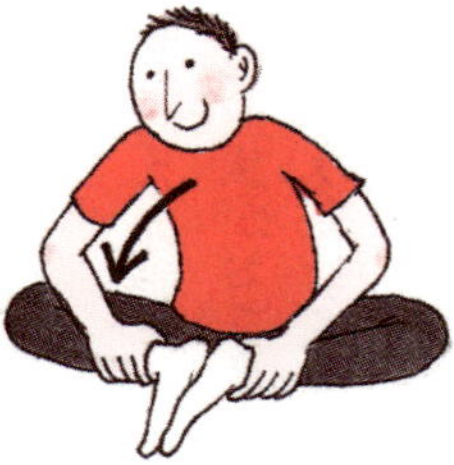

股関節を伸ばす

左右の足の裏を合わせて床に座り、体を前に倒す

運動するときに注意したいこと

運動してはいけないとき

体調が悪いときに無理な運動をすると、けがや虚血性心疾患などの発作を引き起こす原因になります。運動は定期的に続けることで効果を発揮しますが、体調がすぐれないときに行うのは逆効果。次ページの表を参考にして、気になる症状がある場合は、運動を中止しましょう。また、運動前は何ともなくても、運動をしているときに異常を感じたら、すぐに運動を中止します。深刻な病気の前兆である可能性もあるので、しばらく休んでも症状がおさまらない場合は、病院で診察を受けましょう。

ウォーキングやジョギングなど、屋外で行う運動の場合は、天候にも注意します。暑さや寒さが極端に厳しいときや、風雨が強いときなどは、運動を中止します。無理に行うと、けがや不調のもとになりかねないからです。

また、起床後2時間と食事の直後も、運動を避けるべきです。起床後2時間までは、

1日のうちで心筋梗塞や脳梗塞の発作がもっとも起こりやすい時間。食後は、消化・吸収のために血液が胃腸に集まっており、心肺機能に問題があると、心筋梗塞などの発作を招く場合があるからです。

運動中は水分補給を

運動中は、こまめに水分補給をします。汗をかいて体が水分不足になると、血液の粘り気が増して心臓や血管に負担をかけるからです。動脈硬化が進んでいる場合は、心筋梗塞や脳梗塞を引き起こす危険も高まるので、とくに注意が必要です。

運動してはいけないとき

運動を始める前の体調	疲労感がある 頭が痛い 吐き気がする 動悸が激しい 下痢をしている 体がだるい めまいがする　など
運動をしているときの症状	いつもより疲れが激しい 足がもつれる 頭痛がする 吐き気がする 胸が苦しい めまいがする 冷や汗が出る　など

おすすめの運動1

ウォーキング

正しい姿勢を保って歩く

ウォーキングは、だれもが手軽にできる有酸素運動の代表的なものです。ジョギングに比べて足や心臓への負担が軽く、時間や歩く速さを変えれば運動強度も調節することができるので、高齢者でも無理なく続けることができます。

ただし、漫然と歩くだけでは、十分な効果が上がりません。次ページのような正しいフォームで、うっすらと汗をかくぐらいのペースで歩くのが基本。最初は姿勢を保つことを意識しながらゆっくり歩きます。慣れてきたら、歩幅を広く、速く歩くようにしてみましょう。

健康維持のためには「1日1万歩」が理想、などとよくいわれますが、歩数にこだわる必要はありません。無理をすると、かえって歩くフォームがくずれ、効果が半減してしまうこともあります。自分の体調に合わせて、1回に15〜30分ぐらい歩くことを目標にしましょう。

ウォーキングの正しいフォームとポイント

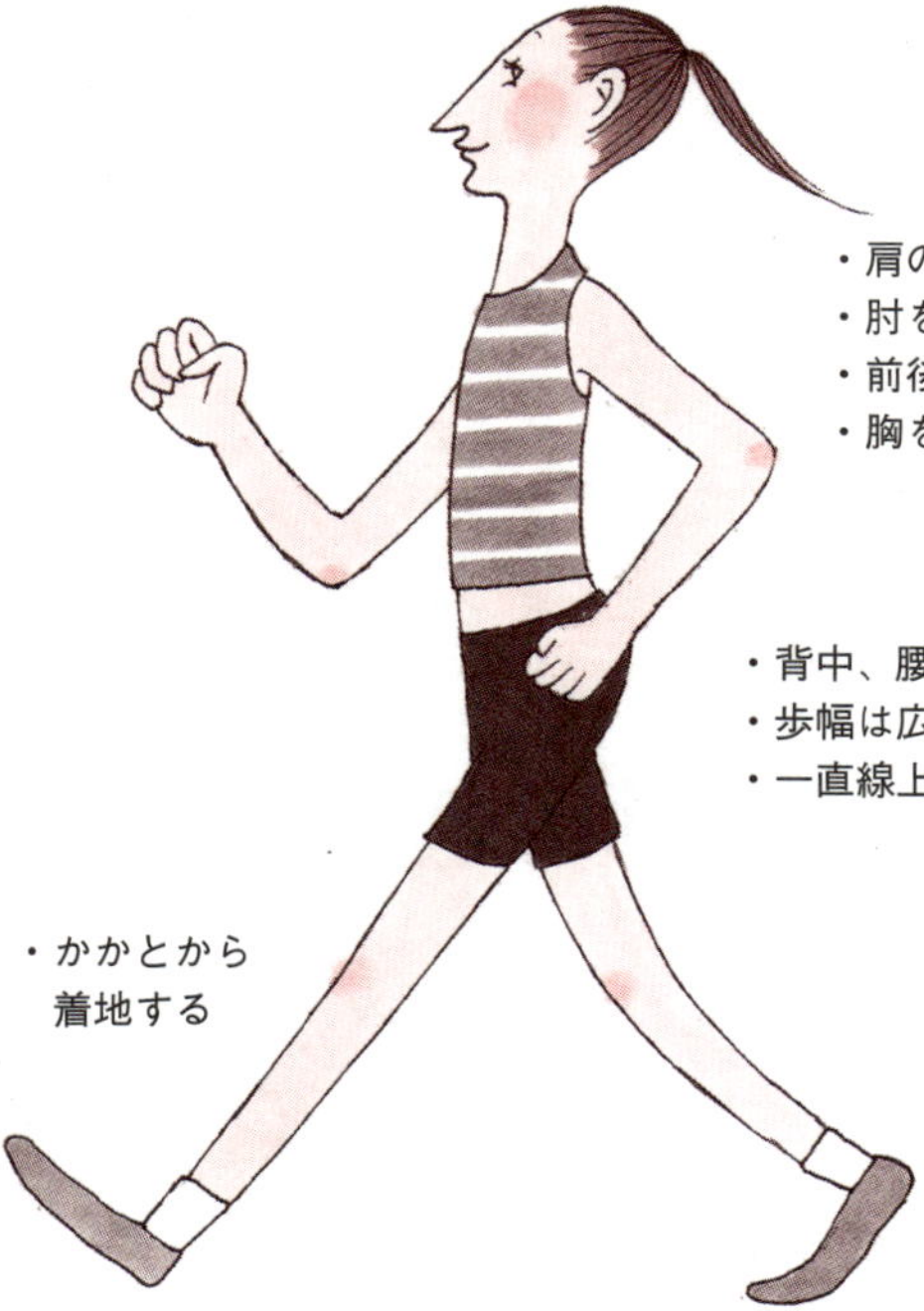
・頭を上げて、やや遠くを見る
・あごを引く
・肩の力を抜く
・肘をほぼ直角に曲げる
・前後に大きく腕を振る
・胸を張る
・背中、腰を伸ばす
・歩幅は広めに取る
・一直線上を歩くつもりで
・かかとから着地する
・ひざを伸ばして、つま先でけり出す

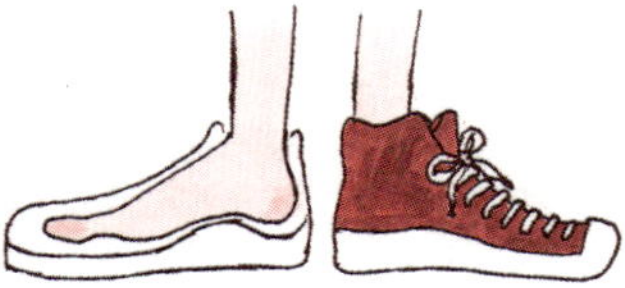

おすすめの運動2

水中運動

足腰にかかる負担が小さくなる

水泳、水中ウォーキング、アクアビクス（水中で行うエアロビクス）といった水中運動の特徴は、浮力が働くため、足腰にかかる負担が軽くなること。また、陸上に比べて2～3倍もの抵抗があるため、同じ運動をしても、水中のほうが消費するエネルギーが多くなります。体にかかる水圧の影響で血行がよくなるともいわれています。

水泳を有酸素運動として行う場合は、ゆっくり泳ぐのがポイント。短距離を速く泳ぐような方法は無酸素運動に近いため、血液肥満を改善する効果はあまり期待できません。泳げない人や泳ぎが苦手な人には、水中ウォーキングやアクアビクスがおすすめです。とくにアクアビクスは、効率のよい運動。陸上ではできない動きも楽にできるので、ふだん使わない筋肉をきたえることができます。ただし、水中運動は、陸上とは異なる事故が起こる可能性があるので、必ず指導者のもとで行います。

おすすめのアクアビクス

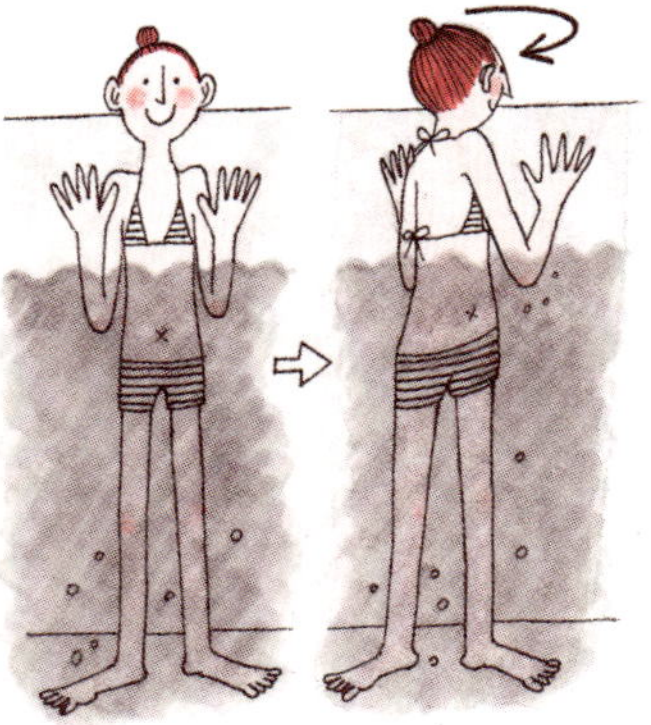

腰ひねり

プールの壁から少し離れて立ち、足を肩幅に開く。腰をひねって両手でプールの壁にタッチし、もとの姿勢に戻る。左右交互に行う

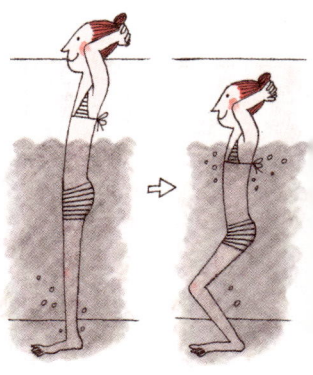

水中スクワット

足を肩幅に開いて立ち、肩が水に浸かるところまでゆっくり膝を曲げ、ゆっくりもとの姿勢に戻る

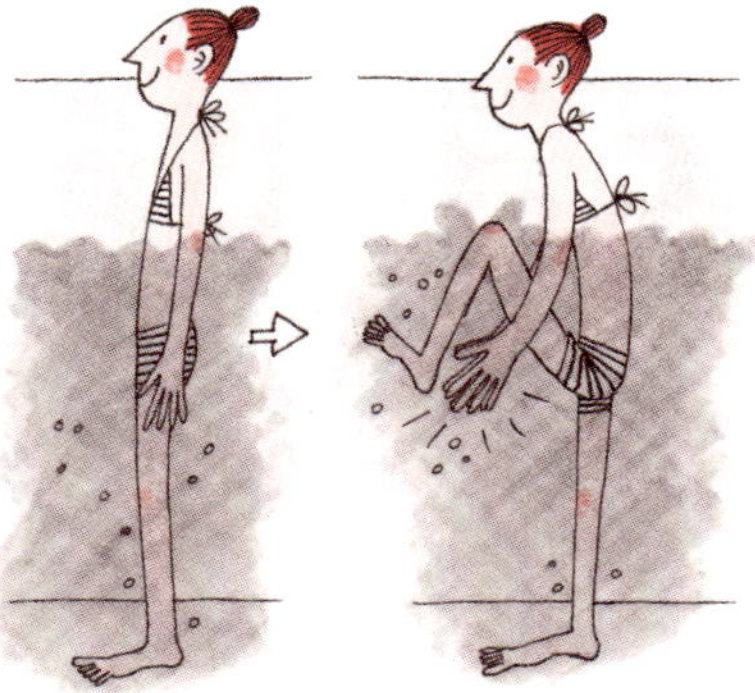

足上げ歩き

膝を胸につけるつもりで、足を高く上げながら歩く。一歩ごとに上げた足の膝の下に腕を回して手をたたく

血液肥満の予防・改善に役立つ生活習慣

生活の中で積極的に体を動かす

血液肥満の予防・改善を目的とする場合、「運動」というのは特別なスポーツなどを指すものではありません。エネルギーを消費することであれば、すべてが運動とみなされます。わざわざ運動をするための時間が取れない人は、日常生活の中で体を動かすことを心がけましょう。ふだん何気なくしていることも、少し意識して行うだけで立派な運動になります。

まずは歩数を増やすことから

もっとも手軽な方法は、日常生活の中で歩く歩数を増やすこと。短い距離の移動ならタクシーや車には乗らず、積極的に歩きましょう。毎日の買い物をする店など、ふだんは自転車で行く距離のところへも、少し時間をかけて歩いていくようにします。駅やデパートでは、エスカレーターやエレベーターを使わず、階段を利用。家の中や職場でも、こまめに動くことを心がけます。

消費エネルギーを増やすコツ

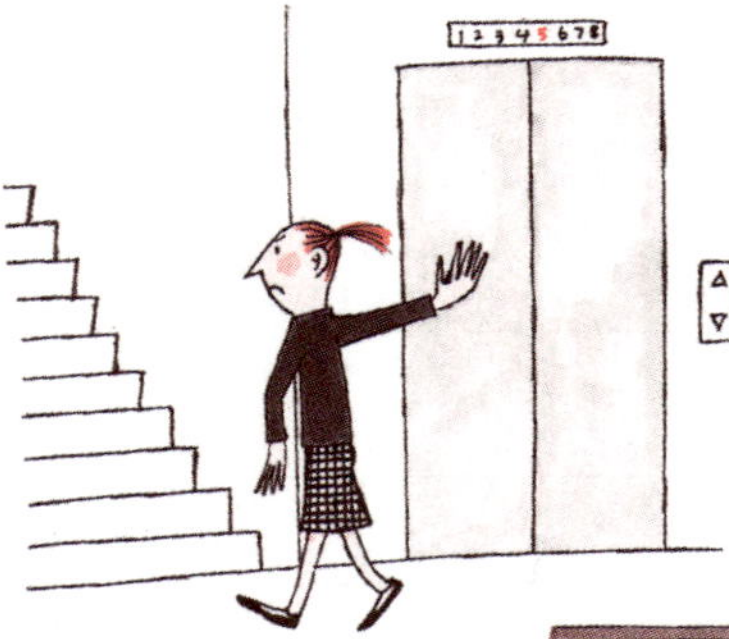

エレベーター、エスカレーターは使わず、階段を昇り降りする

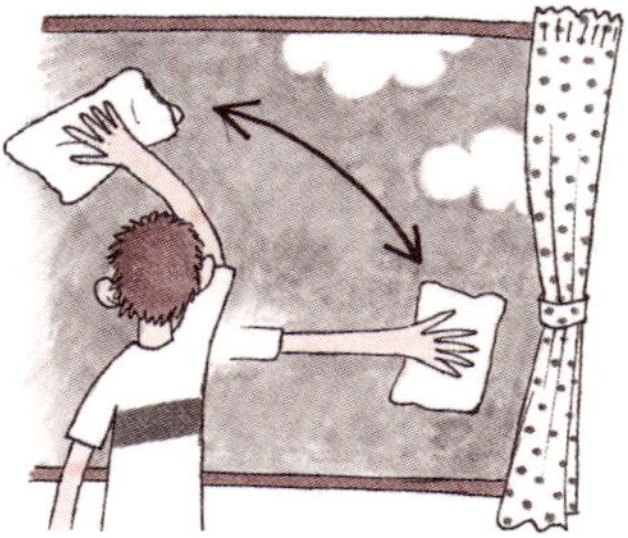

拭き掃除をするとき、腕を大きく振る

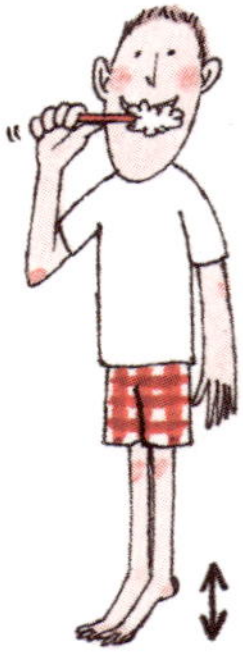

歯磨きをしながらかかとの上げ下ろしをする

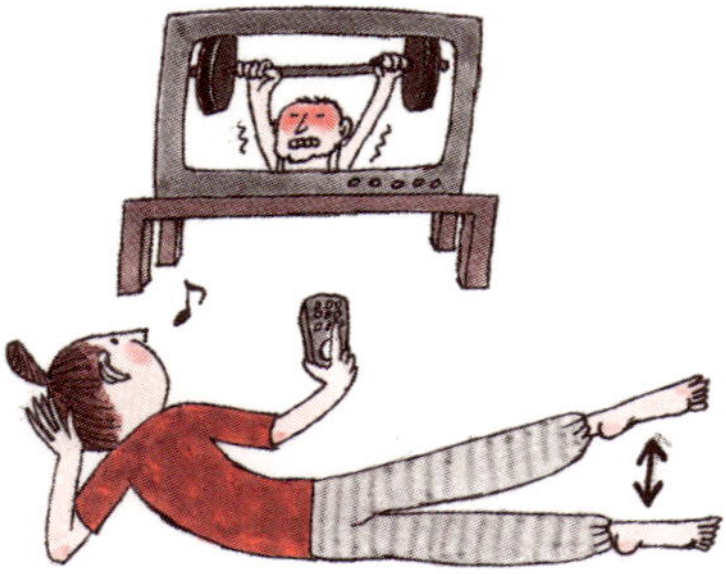

テレビを見ながら軽い運動をする

日常生活の動きの消費エネルギー

運動内容	消費カロリー（kcal）
入浴	23
立ち仕事	11
電車に乗る（立ったまま）	15
デスクワーク	12
自動車の運転	12
階段を昇る	57
階段を降りる	35
買い物	17
掃除	21
洗濯	17
料理	11

※30代の女性（体重50kg）が10分間行った場合

第5章

病院での治療

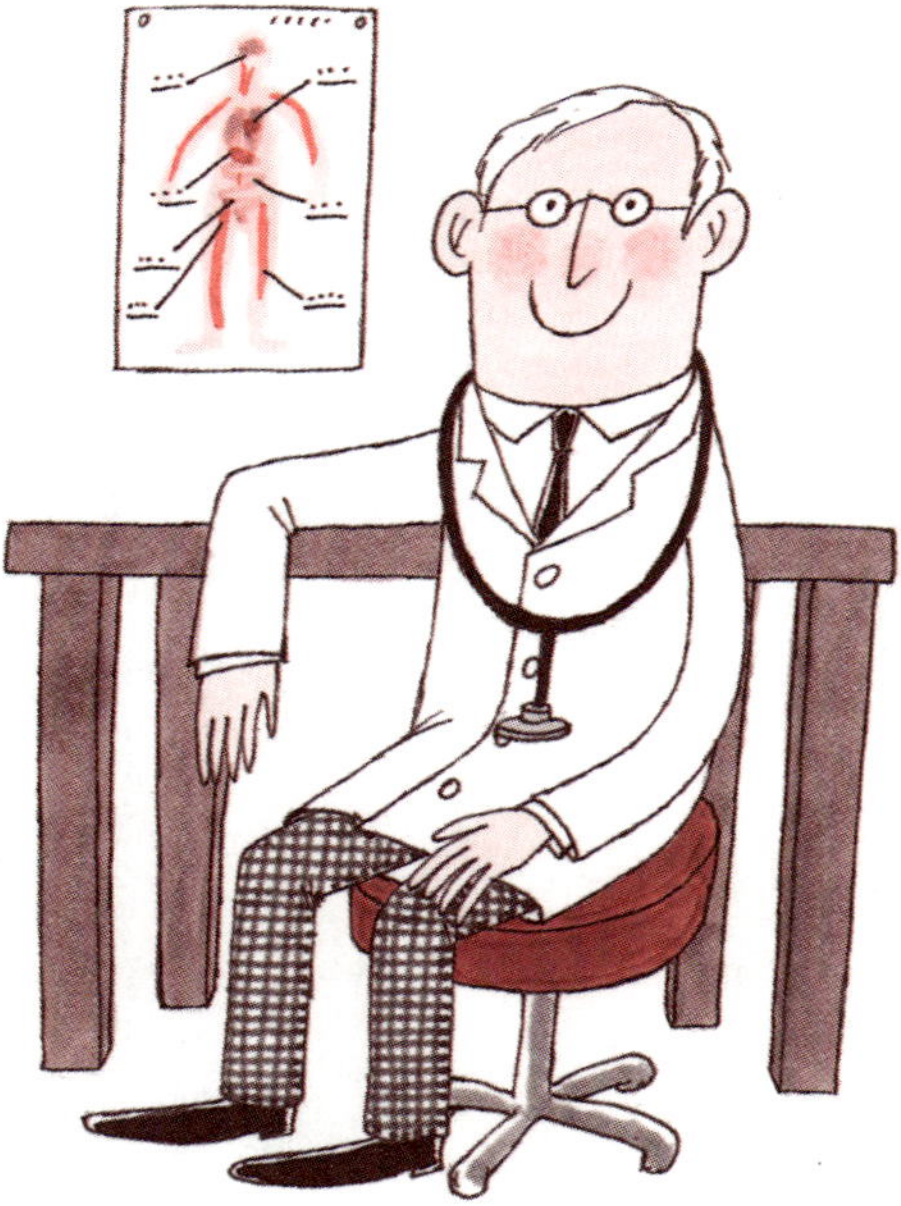

薬物療法が必要な場合

薬物療法の目的は動脈硬化の防止

血液肥満の治療は、食事療法と運動を組み合わせた生活改善が基本。ただし、血液肥満が進んで脂質異常症を引き起こし、食事療法や運動を3～6カ月程度続けても症状が改善されない場合は、薬物療法が必要になります。

薬物療法の目的は、さまざまな合併症の原因となる動脈硬化を防ぐこと。そのため、糖尿病や高血圧など、動脈硬化の危険因子をもっている人は、血液肥満の程度が軽くても薬物治療を行うことがあります。また、家族性高脂血症など、先天的に脂質異常症になりやすい人の場合は、早い段階で薬物治療を始めることもあります。

薬の効果や目的をしっかり確認

脂質異常症の薬物療法は、根本的な治療ではなく、対症療法です。そのため、長期にわたって薬を飲み続けなければならないケースがほとんどです。さらに、中性脂肪値とコレステロール値の両方が高い場合や、脂質異常症以外の合併症がある場合には、服用する薬の種類も多くなります。

薬物治療を指示されたら、薬の種類や服用する目的、副作用の可能性などについて、きちんと説明を聞いておきます。そのほかにも不安や疑問があれば医師に質問し、どんな小さなことでも納得できるまで確認しましょう。服用する本人が薬に対する正しい知識をもつことは、とても大切です。効果や服用する目的を知ることで不安がなくなって薬に対する信頼度が高まり、目的意識をもって治療に取り組むことができるようになります。

薬の飲み合わせにも注意

すでに脂質異常症以外の治療薬を飲んでいる人は、受診する際、薬そのものか処方箋を持参します。薬の飲み合わせによっては、効果が薄れたり、強く出過ぎたりするほか、薬同士の相互作用で予想外の副作用が出る可能性もあるからです。常用している病院の処方薬だけでなく、かぜ薬や頭痛薬、胃腸薬などの市販薬も、自己判断で服用するのは避けたほうが無難。事前に主治医に相談し、指示に従いましょう。

薬を服用しているときの注意

食事療法と運動は継続する

脂質異常症の場合、薬物治療はあくまで補助手段。治療の基本は食事療法と運動です。薬を飲んでいるからと、食事療法がいいかげんになったり、運動をやめたりしてはいけません。生活改善を地道に続け、そのうえで薬を服用することによって、初めて十分な効果を発揮するのです。

とくに、脂質異常症に高血圧や糖尿病を合併している場合は要注意。この3つの病気には、共通して食べ過ぎや運動不足が関わっています。薬によって脂質異常症が改善できても、食事療法や運動をやめてしまうと、合併症が悪化する可能性があります。

指示された服用方法を守る

処方された薬は、医師の指示どおりに服用することが大切です。服用量や時間、回数などは正確に守りましょう。薬物療法によって一時的に効果が上がったとしても、それで病気が完全に治ったわけではありません。勝手に薬をやめたり、量を減らしたりすると治療の効果が下がるだけでなく、動脈硬化が進行し、深刻な合併症を引き起こす可能性が高くなってしまいます。

定期検診は必ず受ける

脂質異常症の薬は、長い期間飲み続けることを前提に作られているため、一般に副作用が少なく安全です。副作用があったとしても、胃の不調や吐き気、下痢や発疹などで、命に関わるような重大なものはほとんど見られません。薬の種類によって違いますが、副作用は、比較的早い時期に現れます。薬を飲み始めてから1週間ぐらいは、体調の変化に気をつけましょう。

ただし、薬の効果の現れ方には個人差があるので、薬物療法を行っている間は1～3カ月に一度の定期検診を受ける必要があります。定期検診では採血を行い、薬の効果や副作用の有無をチェックします。検査結果によっては、薬の種類や量を変えることもあります。また、副作用として、まれに肝機能障害が現れることがあります。自覚症状がないので、軽度のうちに発見し、適切に対処するためにも定期検診を受けることが大切です。

薬物療法で使われる薬

薬は2種類に分けられる

脂質異常症の治療に使われる薬は、おもに中性脂肪値を下げるものと、LDLコレステロール値を下げるものの2種類に分けられます。

おもに中性脂肪値を下げる薬

・フィブラート系製剤／リポたんぱくリパーゼを活性化してVLDLの分解を促進。中性脂肪値とLDLコレステロール値を下げます。

・ニコチン酸製剤／肝臓での中性脂肪の合成を抑え、中性脂肪値とコレステロール値を下げます。

おもにコレステロール値を下げる薬

・HMG-CoA還元酵素阻害剤／肝臓でコレステロールの合成に必要な酵素の働きを抑え、LDLコレステロール値を下げます。中性脂肪値を下げる作用もあります。

・陰イオン交換樹脂剤／胆汁酸の排出を促して肝臓のコレステロールを消費し、LDLコレステロール値を低下させます。

脂質異常症の治療に用いられるおもな薬

種類	一般名(薬品名)	おもな商品名	
フィブラート系製剤	クロフィブラート	ヒポセロール	①
	クリノフィブラート	リポクリン	
	ベザフィブラート	ベザトールSR、ベザリップ	
	フェノフィブラート	リピディル	
EPA製剤	イコサペント酸エチル	エパデール	②
ニコチン酸製剤	ニコモール	コレキサミン	②
	ニセリトロール	ペリシット	
HMG−CoA還元酵素阻害剤(スタチン系)	プラバスタチン	メバロチン	③
	シンバスタチン	リポバス	
	フルバスタチン	ローコール	
	アトルバスタチン	リピドール	
	ピタバスタチン	リバロ	
陰イオン交換樹脂製剤(胆汁酸吸着剤)	コレスチラミン	クエストラン	③
	コレスチミド	コレバイン	
プロブコール系薬剤	プロブコール	ロレルコ、シンレスタール	③

①おもに中性脂肪値を下げる
②中性脂肪値とLDLコレステロール値を下げる
③おもにLDLコレステロール値を下げる

プロフィール

監修●水野文夫（みずのふみお）

管理栄養士、健康運動指導士、NST専門栄養士。


放送大学卒。埼玉医科大学附属病院栄養部を経て、現在、日本赤十字社医療センター栄養課長として、高血圧、脂質異常症、糖尿病等の生活習慣病を主とする栄養指導・栄養管理業務に従事。最近ではNST（栄養サポートチーム）の立ち上げに尽力する一方、城西大学薬学部でも教鞭を取る。

社会活動としては、社団法人埼玉県栄養士会副会長、全国病院栄養士協議会常任幹事等を歴任。

所属学会は、日本静脈経腸栄養学会評議員、日本栄養改善学会評議員、日本臨床栄養学会等。

著書（共著）に『臨床栄養管理』（第一出版）、『訪問栄養指導ハンドブック』（医歯薬出版）、『ビジュアル臨床栄養百科』（小学館）、『臨床栄養学Ⅱ』（建帛社）など多数。

中性脂肪を減らすおいしい食べ物

監 修
水野文夫

発行者
宇野文博

発行所
株式会社 同文書院
〒112-0002 東京都文京区小石川5-24-3
TEL（03）3812-7777 FAX（03）3812-7792
振替00100-4-1316

印刷
中央精版印刷株式会社
製本
中央精版印刷株式会社

ISBN978-4-8103-5082-1 Printed in Japan